麻酔科医のための
悪性腫瘍手術と周術期管理

編集 **廣田 和美**
弘前大学大学院教授

克誠堂出版

執筆者一覧

【編　集】

廣田　和美　弘前大学大学院医学研究科麻酔科学講座教授

【執筆者】

廣田　和美　弘前大学大学院医学研究科麻酔科学講座
丹羽　英智　弘前大学大学院医学研究科麻酔科学講座
斎藤　淳一　弘前大学大学院医学研究科麻酔科学講座
櫛方　哲也　弘前大学大学院医学研究科麻酔科学講座
北山　眞任　弘前大学大学院医学研究科麻酔科学講座
木村　　太　弘前大学大学院医学研究科麻酔科学講座
玉井　佳子　弘前大学大学院医学研究科消化器血液内科学講座
橋本　　浩　弘前大学大学院医学研究科麻酔科学講座
野口　智子　弘前大学大学院医学研究科麻酔科学講座
中井希紫子　弘前大学大学院医学研究科麻酔科学講座
橋場　英二　弘前大学大学院医学研究科麻酔科学講座

（執筆順）

序　文

　現在、手術患者の多くはがん関連手術が多く、特に根治術では生体への侵襲度が高く術後にSIRS状態になることが多い。このため、理想的な麻酔薬は抗がん作用および抗炎症効果を有する麻酔薬といえる。

　以前は、効果が比較的早く消失する麻酔法によって悪性腫瘍手術患者の予後が変わるとは思われていなかった。しかし最近の報告では、麻酔法の違いにより生存率や再発率に差が出る可能性が示唆されている。Exadaktylosら[1]は、後ろ向きに乳がん手術に対し、全身麻酔＋傍脊椎ブロック併用群と全身麻酔＋モルヒネ術後鎮痛群で、術後再発率について比較検討した結果、全身麻酔＋傍脊椎ブロック併用群患者のほうが有意に低かった（6% vs. 23%）。またBikiら[2]は、前立腺がん根治術で、全身麻酔＋硬膜外麻酔併用群は全身麻酔＋モルヒネ術後鎮痛群でも後ろ向きに再発率を比較し、全身麻酔＋硬膜外麻酔併用群が57%低いことを報告した。Gottschalkら[3]は、下肢悪性黒色腫患者の鼠径リンパ節郭清を、全身麻酔で行った群と脊髄くも膜下麻酔で行った群で後ろ向きに再発率を比較検討した結果、全身麻酔群では再発までの期間が平均70.4ヶ月であったのに対し、脊髄くも膜下麻酔では95.9ヶ月と1年以上の差があった。また、全身麻酔群でも吸入麻酔群では68.5ヶ月であったのに対し全静脈麻酔群では推定72.6ヶ月と全静脈麻酔群のほうが4ヶ月程度長かった。このように、麻酔法の違いで予後が変わる可能性が高い。ただし、多くの研究が後ろ向き研究であり、今後大規模前向き研究の結果が待たれている。

　基礎研究においても、悪性腫瘍細胞の増殖、遊走能などへの効果が研究され、多くのデータが出てきている。現在の研究結果では、静脈麻酔薬のほうが吸入麻酔薬より、がん手術には有利な状況にある。

　次に、炎症に関してであるが、これも静脈麻酔薬のプロポフォール、ケタミンンの抗炎症効果の報告が多数為され、ケタミンにおいてはメタ解析で抗炎症効果が臨床的にも証明された[4]。一方、揮発性吸入麻酔薬は、抗炎症効果があるとする報告もあるものの、浮腫を増強し炎症を悪化させるとの報告もある[5,6]。しかしながら、大規模な臨床研究で吸入麻酔法と全静脈麻酔法のどちらが臨床に対して優れているかを検討した報告はなく、今後の研究が望まれる。

　今後確実に増える高齢患者に伴い、悪性腫瘍根治術の麻酔は増えていくと推察されることから、本書が何かしら日々の悪性腫瘍根治術の麻酔管理に役立てば幸いである。

【文　献】
1) Exadaktylos AK, Buggy DJ, Moriarty DC, et al. Can anesthetic technique for primary breast cancer surgery affect recurrence or metastasis? Anesthesiology 2006；105：1600-4.
2) Biki B, Mascha E, Moriarty DC, et al. Anesthetic technique for radical prostatectomy surgery affects cancer recurrence. Anesthesiology 2008；109：180-7.

3) Gottschalk A, Brodner G, Van Aken HK, et al. Can regional anaesthesia for lymph-node dissection improve the prognosis in malignant melanoma? Br J Anaesth 2012；109：253-9.
4) Dale O, Somogyi AA, Li Y, et al. Does intraoperative ketamine attenuate inflammatory reactivity following surgery? A systematic review and meta-analysis. Anesth Analg 2012；115：934-43.
5) Connolly CM, Kramer GC, Hahn RG, et al. Isoflurane but not mechanical ventilation promotes extravascular fluid accumulation during crystalloid volume loading. Anesthesiology 2003；98：670-81.
6) Soehnlein O, Eriksson S, Hjelmqvist H, et al. Anesthesia aggravates lung damage and precipitates hypotension in endotoxemic sheep. Shock 2010；34：412-9.

2016年3月吉日

弘前大学大学院医学研究科麻酔科学講座教授
廣田　和美

目　次

1　悪性腫瘍根治術の手術侵襲が生体に及ぼす影響　　廣田和美　1
　　A．腫瘍免疫　　1
　　B．炎症　　6

2　麻酔のがん進行への影響　　丹羽英智　15
　　A．悪性腫瘍の転移メカニズム　　15
　　B．各種麻酔薬の悪性腫瘍病変の進行への影響　　16
　　C．各種麻酔法と悪性腫瘍病変の進行　　21

3　麻酔と炎症　　斎藤淳一・廣田和美　27
　　A．各種麻酔薬と炎症　　27
　　B．各種麻酔法と炎症　　38

4　各種悪性腫瘍手術と麻酔管理法　　47
　　A．脳外科手術　　櫛方哲也　47
　　B．頭頸部外科手術　　櫛方哲也　50
　　C．呼吸器外科手術　　櫛方哲也　52
　　D．胸壁手術―乳がん手術を中心に―　　北山眞任　55
　　E．腹部外科手術　　木村　太　59
　　F．ロボット手術　　木村　太　66
　　G．四肢手術　　木村　太　69

5　輸血と腫瘍免疫　　玉井佳子　71
　　自己血輸血に関する弘前大学のデータ　1．貯血式自己血輸血　　玉井佳子　89
　　　　　　　　　　　　　　　　　　　2．希釈式自己血輸血　　橋本　浩　91

6　がんに伴う合併症　　野口智子　99
　　A．抗がん薬の合併症　　99
　　B．がん由来の合併症　　104

7　術後鎮痛の影響　　北山眞任　111
　　A．古典的術後鎮痛法　　112
　　B．iv-PCA　　113
　　C．区域麻酔による鎮痛法　　115
　　D．Multimodal analgesia　　116

8　術後回復能力強化プログラム ……………………………………… 中井希紫子 ……… 123
9　集中治療管理と悪性腫瘍根治術術後 ………………………………… 橋場英二 ……… 129
　　A．悪性腫瘍手術後の炎症反応と腫瘍免疫 ……………………………………… 129
　　B．術後の過度の炎症コントロール ……………………………………………… 131
　　C．Enhanced recovery after surgery（ERAS®） ………………………………… 135

　索　引……139

1 悪性腫瘍根治術の手術侵襲が生体に及ぼす影響

はじめに

　手術侵襲が加わることで、免疫応答は著しくそこなわれる。その結果、易感染性や腫瘍免疫低下を惹起される。易感染性は、物理的防御機構である皮膚、粘膜、腹膜、胸膜などの切開に伴い防御能が低下し、さらに生体が保有する免疫機構も減弱する。この免疫機構は自然免疫と獲得免疫で構成されている。自然免疫は侵襲時の免疫に大きな役割を果たしており、単球、マクロファージ、ナチュラルキラー（NK）細胞、リンパ球、そして好中球などの免疫担当細胞が中心的な役割を果たしている。これら細胞は、お互いに各種表面抗原やサイトカインなどのメディエータを介して、炎症、代謝反応を調節している。その後、B細胞、T細胞がかかわる獲得免疫が発動する。しかし、手術侵襲によりこれら細胞性免疫が抑制されることが、易感染性や悪性腫瘍の増殖、再発および転移につながっていると考えられる。これとは別に、局所に加えられた外科的侵襲は、局所に存在する単球、マクロファージ、好中球を活性化することで炎症性サイトカインなどのさまざまな液性炎症性メディエータが全身に放出され、全身性炎症反応症候群（SIRS）状態となる。よって、麻酔科医は、麻酔のみならず、手術侵襲の免疫に及ぼす影響も熟知している必要がある。

A 腫瘍免疫

　手術侵襲が大きいほど、出血による低血圧や交感神経系の緊張、視床下部−下垂体−副腎系（HPA）活性化が生じ、これらが腫瘍免疫を大きく抑制する（図1）。

1 組織低灌流、虚血

　手術侵襲に伴う出血や心拍出量減少による血圧低下は、組織の灌流低下を来し、細胞レベルで低酸素症を引き起こすとともに微小循環に炎症反応を起こす[1]。その結果、血管内皮細胞は傷害され血漿タンパクの漏出が起こり、浮腫が生じてさらに組織灌流低下が起こる。がん細胞は低酸素状態でも生存しさらに増殖するための機構を有する。ホスホグリセリン酸キナーゼ1などの解糖系酵素やグルコースの取り込みを担うグルコーストランスポーターの発現誘導により、解糖によるエネルギー産生を増加させ、血管内皮細胞増殖因子（vascular endothelial growth factor：VEGF）を発現させて血管新生を促されたり、低酸素に曝されたがん細胞内では低酸素応答性転写因子（hypoxia inducible factor：HIF）により、アポトーシスからの回避や遺伝子変異を誘導する遺伝子の転写が亢進される[2]。このような機序を背景に、in vivo動物実験でも虚血や低灌流はがん転移や増殖を増長することが報告されている[3]。さらに臨床的にもYounesら[4]が、大腸がん肝転移患者での肝切除術後の予後因子を検討した結果、術中の血圧低下回数が術後がん再発に大きく影響することを報告した。よって、組織灌流低下や虚血は、がん転移や再発に大きくかかわると思われる。

2 交感神経刺激

　交感神経枝は、リンパ組織を含むほぼすべての重要臓器にいきわたっており、侵襲、疼痛に伴う交感神経緊張が生じるとノルアドレナリンの分泌が神経終末で生じ、またアドレナリンも

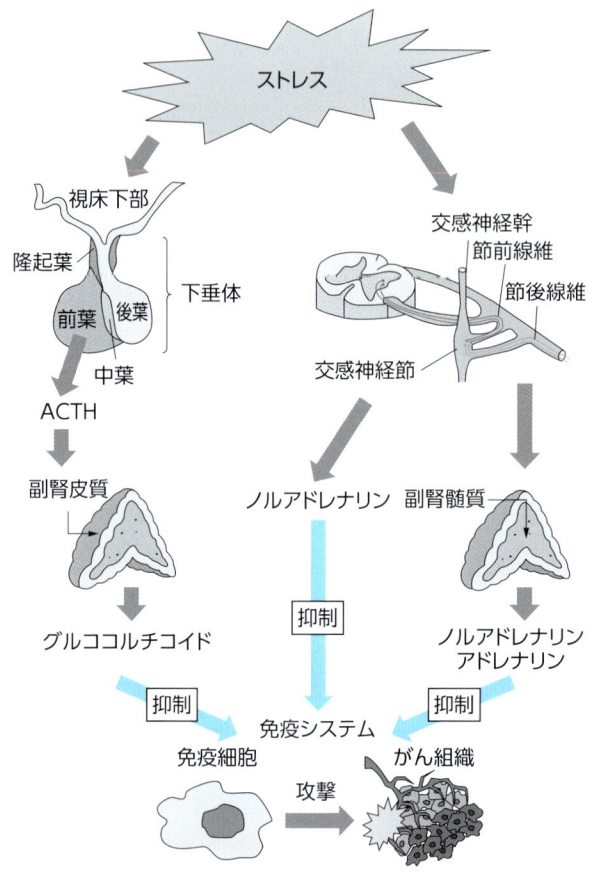

図1 ストレスの免疫に与える影響

副腎髄質から分泌される。これらカテコールアミンは、α、βアドレナリン受容体を介して、各種の反応が生じる。がん増殖、転移などに対してもこれら受容体の活性が影響を及ぼすことが最近の研究で、明らかになっている。

1) β受容体

がんの発現、進展に、β受容体を介したシグナル伝達が重要な働きをしていることがいくつかの基礎研究で示されている[5]（図2）。

交感神経が活性化され、交感神経終末から分泌されたノルアドレナリン、血中アドレナリンが腫瘍微小環境に運ばれる。すると、これらカテコールアミンはβ受容体に結合し、cAMPの合成が促進される。cAMPはタンパクキナーゼAを活性化して各種転写因子などのタンパクをリン酸化する。βアドレナリン受容体キナーゼ（BARK）はアレスチンをβ受容体に結合させることで、β受容体シグナル伝達を抑制し、がん原遺伝子チロシンプロテインキナーゼ（Src）を活性化する。これにより、転写因子STAT3や細胞接着関連チロシンキナーゼ（FAK）を始めとした下流のキナーゼが活性化される。FAKの活性化に伴い、細胞死に耐性が生じる。またcAMPは、アデニル酸シクラーゼによって活性化される交換タンパク（EPAC）を活性化し、Rap1Aを介してMAPキナーゼであるB-Rafによるシグナル伝達を活性化して、AP-1やEtsなどの転写因子による遺伝子転写を促進する。全

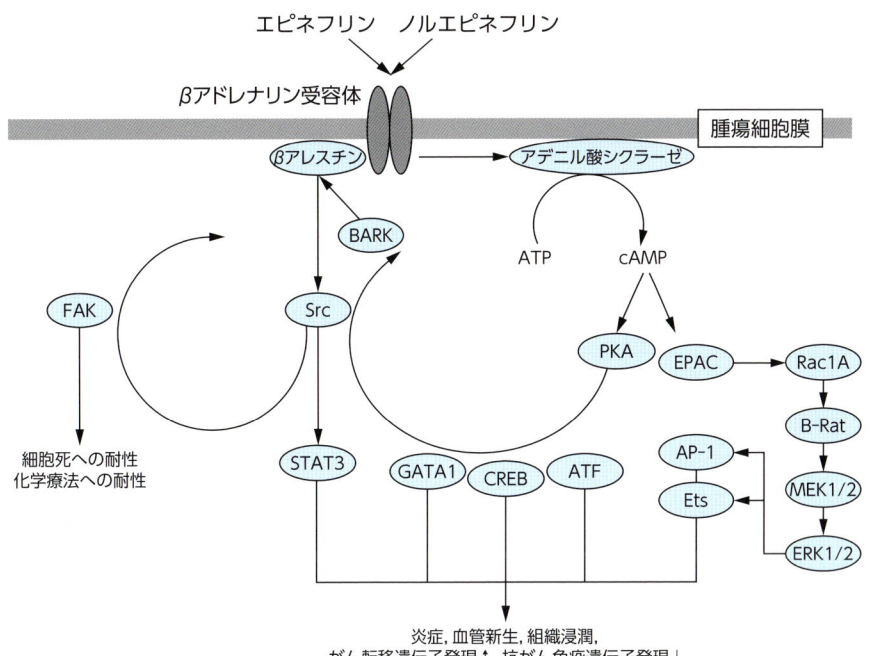

図2 β受容体を介したシグナル伝達のがんの発現，進展に与える影響
BARK：β-adrenergic receptor kinase
FAK：focal adhesion kinase
EPAC：exchange protein activated by adenylyl cyclase

　一般的に、β受容体シグナル伝達による転写因子活性化により、炎症、血管新生、組織浸潤、がん転移に関する遺伝子の発現が促進されるのと同時に、抗がん免疫にかかわる遺伝子の発現が抑制される。さらに、交感神経活動が亢進することで、β受容体が活性化して骨髄造血機能、単球/マクロファージ産生、さらに血管内皮および周皮細胞の増殖・分化、がん組織の間質細胞などに影響を及ぼして、がん細胞上のβ受容体活性化と相乗してがん細胞の生存、増殖、転移を促進する[5]。β受容体のサブタイプであるが、ほとんどのがんでβ₁、β₂両方の受容体が発現し、受容体の活性化ががんの増殖、浸潤、転移に関与している[6]。ただし、卵巣がんと前立腺がんではβ₂受容体のみである[6]。
　基礎研究からは、β受容体ががんの生存、増殖、転移に大きな影響を及ぼすことが示されていることから、β受容体を遮断することでがんの進展を抑制できる可能性が示唆される。実際、Stilesら[7]は、in vitroの実験でβ遮断薬が、血管肉腫細胞の増殖を抑制し細胞死を誘導することを示し、さらにin vivoの実験でもβ遮断薬が血管肉腫増殖を抑制することを報告した。しかしながら、一番重要な臨床研究では、多くの研究でβ遮断薬の投与による各種がん患者の予後に関する中～大規模臨床試験で、予後を改善させたというものは少なく[8]、ほとんどは効果がなかったとしている[9~16]。ただし、NEJMに、乳児血管腫に対してプロプラノロールは有効であるとの報告がなされており[17]、血管系腫瘍にはStilesらの基礎研究結果と合わせて考えると有効である可能性がある。また、Monamiら[18]の糖尿病患者を対象とした観察研究では、β遮断薬を常用することでがんのリスクが抑えられるとのデータが出ている。このため、がんハイリスク患者では予防的に内服することに価値が

あるかもしれない。ただし、サンプル数が少なく、この論文一つで結論を下すことはできず、大規模研究が待たれる。

2) α受容体

　カテコールアミンはβ受容体だけでなくα受容体にも作用する。α受容体のがんとの関係に関する研究は、β受容体の半分程度であり、α受容体に絞った総説なども出ていない。原著論文では、乳がん[19〜23]および前立腺がん[24〜28]での研究が多いほか、悪性中皮腫[28]、大腸がん[29]、脳腫瘍[30]、甲状腺がん[31]などの報告もある。

　乳がんにおいて、乳がん細胞および腫瘍内の間質細胞には$α_2$受容体が発現しており、これら細胞は$α_2$受容体をクロニジンやデクスメデトミジンなどの作動薬で活性化させると増殖・転移が生じ、この効果はラウオルシンなどの拮抗薬で抑制される[20,22]。しかし、Lamkinら[23]は、持続的なストレスによる高カテコールアミン状態で乳がんは増殖転移し、この効果は非選択的α受容体拮抗薬フェントラミンで抑制されるものの、非ストレス下では逆にフェントラミンにより乳がんは増殖・転移し、非選択的β受容体拮抗薬プロプラノロールで拮抗されることを報告した。また、この非ストレス下での増殖・転移は$α_2$受容体拮抗薬で生じ、$α_1$受容体拮抗薬では生じなかった。このため彼らは、$α_2$受容体を拮抗することでカテコールアミンの遊離が生じるので、その結果β受容体が刺激されてがん増殖・転移が生じるとした。

　前立腺がんでは、アンドロゲン抑制が、がん増殖抑止と生存に関与することが知られているが、前立腺がんの一部はアンドロゲンの作用に影響されないものもあり、このがん細胞を抑制することが重要となる。Katsogiannouら[25]は、これらの細胞には$α_1$受容体が発現しており、この$α_1$受容体の活性化が薬物への抵抗性の一因となっているとした。Horiら[26]は、前立腺肥大の治療に用いられる$α_1$受容体遮断薬ナフトピジルが、前立腺がん細胞増殖を抑制することを報告した。このため、Yamadaら[27]は、ナフトピジル内服患者766名と同じく$α_1$受容体遮断薬であるタムスロシン内服患者1,015人を追跡調査し、前立腺がん発症の割合を調べたところ、ナフトピジルのほうが有意にがん発症率が低く、発症したとしてもナフトピジル内服患者では、がん細胞のアポトーシス抵抗を促すBcl2の発現が抑制されていたと報告した。

　そのほか、悪性中皮腫[28]や甲状腺髄様がん[31]では$α_1$受容体遮断によりがん細胞のアポトーシスが生じたとの報告や、大腸がんではフェントラミンがヌードマウスに移植した腫瘍の増殖を抑制したとの報告[29]がある。また、ラットの神経膠腫細胞で、デクスメデトミジンが、I2イミダゾリン受容体を介してHIF-1α、VEGF、新生や漏出に大きく関連する遺伝子RTP801の発現を増強させるとの報告がある[30]。この結果から、デクスメデトミジンは、がん増殖を助長する可能性があるといえる。

3) 視床下部-下垂体-副腎系活性化

　手術侵襲は、視床下部を刺激し交感神経系の活性化のほか、副腎皮質刺激ホルモン放出ホルモン（CRF）を放出させ、CRFが下垂体前葉を刺激して副腎皮質刺激ホルモン（ACTH）の分泌を促進し、ACTHが副腎皮質を刺激しグルココルチコイド分泌を促進する。つまり視床下部-下垂体-副腎（HPA）系が活性化される[32]。

　分泌されたグルココルチコイドは、グルココルチコイド受容体を活性化するが、それに伴う反応は細胞、組織により異なる[33]。このことは、腫瘍細胞組織にも当てはまる。リンパ球悪性疾患では、合成ステロイドを治療薬として用い、悪性リンパ球のアポトーシスを誘導する。一方、固形腫瘍ではグルココルチコイド受容体が活性化されると、抗アポトーシス遺伝子の発現が促進され、化学療法に抵抗性を示すように

なる。この正反対の作用が生じる機序は今のところ解明されていない。

内因性のステロイドも、もちろんがんの発生、進展に関与する[33]。メスのSDラットは遺伝的に乳腺腫瘍を発症しやすいが、隔離により慢性ストレスを与えるとその発症頻度は増加する。また、がん患者ではコルチゾールの経時的分泌が平坦となり日内変動が消失することが多い。この日内変動消失ががんの進展に影響を与えている可能性もあるが、まだその点の解明はなされていない。

がん組織の微小環境にもグルココルチコイドは影響する。乳がんにおける研究では、がん細胞やがん細胞周囲の間質細胞にもグルココルチコイド受容体が発現するが、がん関連間質細胞では通常の間質細胞に比べて、グルココルチコイド受容体の発現が増加し、逆にプロゲステロン受容体の発現は低下すると報告[33]されており、腫瘍内でのグルココルチコイドシグナル伝達が増強されていることが推察される。前立腺がんでは、がんの増殖、浸潤、遊走に関与する線維芽細胞では、正常組織の線維芽細胞に比べて、グルココルチコイド受容体を介した転写活性が促進する。また、高グルココルチコイド状態は、腫瘍組織の脂肪細胞のインスリン抵抗性を惹起し、炎症性サイトカインやがん成長因子を放出する[33]。

また、全身的な観点で考えても、高グルココルチコイドにより高血糖状態となる。高血糖では、多核白血球機能である遊走能、活性酸素産生能、細菌貪食能が低下し、単球/マクロファージの貪食能、細菌殺傷能も低下する。さらにNK細胞活性も抑制される。つまり、細胞性免疫が低下する[34]。

このようにストレスに伴う高コルチゾール血症は、がん患者の予後に影響する可能性が高い。Andersenら[35]は、早期乳がん患者において、心理面の介入の有無の予後に関するRCTを行ったところ、介入群で有意に再発率および生存率が改善したと報告している。必ずしもすべてのRCTが同様の結果を示しているわけではないが、がん患者の精神的や痛みに伴うストレスはできるだけ軽減することが予後を考えるうえでも望ましい。

4）低体温

麻酔中、保温などの対策をとらないと患者の体温は大きく低下する。周術期低体温は、術創部感染や術中出血量増加の原因となる。さらに、腫瘍免疫にも大きな影響を及ぼす。ラットを用いた動物実験では、体温を30℃まで下げると、NK細胞の活性が抑制され転移がしやすくなるが、33〜35℃ではそのような反応は認められない[36]。しかし、ヒトにおいては、35.5℃の軽度低体温でも開腹手術に伴う免疫抑制が増強されたとの報告もある[36]。機序としては、低温に曝露されると、グルココルチコイドの放出増加と交感神経反応が生じる結果として、細胞性免疫が抑制されると考えられる。また、そこに手術侵襲および麻酔が加わるとさらに細胞性免疫が抑制される。低体温を防ぐことで、がんの再発、術後感染、出血量とそれに伴う輸血量を減らすことができると思われる。

5）手術操作

手術操作そのものが、腫瘍免疫に影響する[37]。手術中に、腫瘍に直接触れ操作し、腫瘍組織にダメージを与えることで、腫瘍細胞が循環血液中に放出される。患者血中から、PCR法で腫瘍細胞が検出されるが、腫瘍操作後はそれが増強される。また、原発巣そのものが血管新生を抑制していると考えられているが、原発巣を取り除くことで、その抑止効果が失われ、微小残存病変の増殖を促進させる可能性がある。さらに、手術操作によって、表皮成長因子（epidermal growth factor：EGF）、血管内皮増殖因子（vascular endothelial growth factor：VEGF）、形質転換成長因子（transforming growth factor：TGF)-β などの成長因子が放出されることで、局所や遠隔組織でのがん再発が促進される。実際これらの成長因子が操作後増加する。また、アンイオスタチンやエンドスタチンといった抗血管新生因子は逆に手術操作で減少する。

6）NK 細胞

Natural killer（NK）細胞は、腫瘍細胞やウイルス感染細胞に対して働く細胞傷害性リンパ球であり、細胞を殺すのに事前に感作させておく必要がない。その機序としては、NK 細胞は、すべての正常な有核細胞に発現している主要組織適合抗原（major histocompatibility antigens：MHC）クラスⅠと結合する killer-cell inhibitory receptors（KIR）を発現している。MHC クラスⅠを正常量有する細胞は、NK 細胞に傷害されないように、NK 細胞に抑制性シグナルを送るが、腫瘍細胞やウイルス感染細胞では MHC クラスⅠの発現量が少ないために NK 細胞に傷害されてしまう[38]。このため、各種悪性腫瘍やウイルス感染の防御に、NK 細胞は非常に重要な役割を果たしているといえる。NK 細胞は骨髄幹細胞から分化し、リンパ組織に移って成熟する。NK 細胞は、ヒトでは表面マーカー CD56 を発現し、T 細胞のマーカーである CD3 は発現していない。NK 細胞は CD56 サブセットで CD56bright と CD56dim の2集団に分けられる。CD56bright-NK 細胞は、リンパ節や扁桃腺に存在し、細胞傷害活性が弱いがサイトカイン産生能は高い。一方、末梢血中で NK 細胞の90％を占める CD56dim-NK 細胞は、細胞傷害活性が強く、また速やかにサイトカインの放出を行う[39]。

このように、NK 細胞は腫瘍免疫で重要な免疫細胞であるが、麻酔薬、鎮痛薬、手術侵襲（急性痛、低体温）、輸血などで大きな影響を受ける[37]。麻酔では、多くの吸入麻酔薬、静脈麻酔薬で NK 細胞活性を抑制する。オピオイドの多くも NK 細胞の細胞傷害性を抑制するが、トラマドールは NK 細胞活性をむしろ活性化し、手術侵襲に伴う NK 細胞活性低下を防ぐ。また、周術期の不安、手術操作に伴う急性痛、出血に伴い施行する同種血輸血、低体温も NK 細胞活性を抑制する。

7）NF-κB

NF-κB（nuclear factor for κ-kinase gene in B cells）は転写因子の一つであり、1986年に免疫グロブリン κ 軽鎖エンハンサー領域に特異的に結合し、B 細胞に制御されるタンパク質として同定された。現在では、さまざまな細胞刺激に反応する遺伝子群を介した複雑なシグナル伝達のネットワークを NF-κB が制御するとされている。このため、NF-κB は細胞の生存、細胞接着、細胞ストレス反応、炎症、免疫など生体機能にとって必要な遺伝子群を発現させる重要な転写因子であると考えられている。一方で、がんでは多くの場合、NF-κB が制御不能の恒常的活性化状態となり、細胞のがん化における細胞内伝達系の中心的役割を果たしている。そして、この活性化により、がんの増殖・浸潤・転移や化学療法への耐性が生じ、生存率が低下するとされている。しかし、一方で NF-κB は腫瘍の増殖進展を抑制しているとする研究結果も報告されてもいる。このため、化学療法を強化する意味で NF-κB の拮抗薬を補助剤として加えることがなされてきたが、実際には効果は限定的であり、長期に NF-κB を抑制することはかえって予後を悪くする可能性もある[40]。

B 炎症

手術は治療のために行われるものであるが、ある意味外傷である。この物理的な刺激は、局所で免疫細胞や補体を介して炎症反応は活性化され、局所で免疫細胞からサイトカインの放出

が起こる。これが血流に入り全身に運ばれ、血管内皮細胞に接着分子を発現させ、免疫細胞の血管外への遊走を生じさせ、全身に炎症が波及する[41]。これが、全身性炎症反応症候群（systemic inflammatory response syndrome：SIRS）である。以下に、炎症のメカニズムを項目ごとに概説する。

表1 全身性炎症反応症候群（SIRS）

以下の4項目のうち2項目以上該当すればSIRSと診断
1. 体温＞38℃または＜36℃
2. 心拍数＞90/分
3. 呼吸数＞20/分またはPaCO_2＜32 mmHg
4. WBC＞12,000/mm^{3}または＜4,000/mm^{3}または未熟顆粒球＞10％

1 SIRS/Sepsis の定義[42]

1992年に American College of Chest Physicians（ACCP）と Society of Critical Care Medicine（SCCM）の合同委員会が、SIRSの定義（診断基準）を発表した（表1）。この定義は、体温、心拍数、呼吸数、白血球数で決まるため、臨床的で簡便であり迅速に診断が可能であることから、広く浸透している。その後、2001年には SCCM、ACCP、ヨーロッパ集中治療医学会（ESICM）、米国胸部疾患学会（ATS）、外科感染症学会（SIS）で集まった International Sepsis Definitions Conference で敗血症の定義の再検討が行われた。そこで、感染による SIRS の診断基準が発表された（表2）。しかしながら、この診断基準は侵襲的モニタリングや検査が必要であり、簡便性はなくなってしまった。

2 補 体[43,44]

1）補体の活性経路（図3）

補体系は、30種以上の血清タンパクから構成され、通常不活性な酵素前駆体の形で循環しているが、刺激を受けると複数の分子に分解され、これらのタンパク質群が連鎖的に活性化して感染防御や炎症などの生体防御の一翼を担う。補体の活性化経路は、古典的経路、第2経路、レクチン経路の3つがある。

a. 古典経路

古典経路の活性化には、抗原・抗体複合体（IgGやIgM）が補体第1成分（C1）と反応することで始まる。C1はC1qとタンパク分解酵素活性を有するC1rとC1sから成り立っている。C1qが抗原抗体複合体のFc部分に結合するとC2とC4を分解し、C3コンバターゼ（C4b2a）を形成する。これはC3をC3aとC3bに分解し、C3bはC4b2aと結合してC4b2a3bを形成する。C5はC4b2a3bによりC5aとC5bに分解され、C5bはC6と結合してC5b6となる。C5b6はC7と反応してC5b67となる。これが細胞膜に結合しそこにC8が反応してC5b678となり、さらにC9が反応してC5b6789を形成する。この分子複合体が二組となって細胞膜障害性複合体となり、膜を貫通する孔を形成し、細胞を破壊する。

b. 第2経路

第2経路は、いろいろな刺激で活性化され、主なものとして細菌の内毒素・外毒素、イースト菌壁（ザイモザン）、バイオマテリアル（人工心肺、透析回路など）、組織プラスミノーゲン活性化因子およびC3と水分子の相互作用により生じるC3類似のC3H_2Oなどがある。この第2経路の律速段階は、D因子によってB因子が酵素分解されて生じる第2経路C3コンバターゼ（C3bBb）である。後は、古典経路と同じである。

c. レクチン経路

レクチン経路は第2経路と同様に抗体非依存的経路で、マンノース結合レクチン、フィコリン、コレクチンによって活性化される。これに

表2　感染に伴うSIRSの診断基準

感染症が確定もしくは疑いで，かつ下記のいくつかを満たす	
全身的指標	・発熱（深部体温＞38.3℃） ・低体温（深部体温＜36℃） ・頻脈（心拍数＞90 beats/min，または＞年齢の基準値の2 SD） ・頻呼吸 ・精神状態の変化 ・著明な浮腫，または体液プラスバランス（＞20 mL/kg/24 hr） ・高血糖（血糖値＞120 mg/dL，非糖尿病患者）
炎症性反応の指標	・白血球増多（＞12,000/μL） ・白血球減少（＜4,000/μL） ・白血球正常で未熟白血球＞10％ ・血漿CRP値（＞基準値の2 SD） ・血漿プロカルシトニン値（＞基準値の2 SD）
循環動態の指標	・低血圧（収縮期血圧＜90 mmHg，平均血圧＜70 mmHg，または 　成人で収縮期血圧40 mmHg以上の低下，または 　年齢ごとの基準値の2 SD以上の低下） ・混合静脈血酸素飽和度（＞70％） ・心係数（＞3.5 L/min/m²）
臓器障害の指標	・低酸素血症（Pa$_{O_2}$/F$_{IO_2}$＜300） ・急な乏尿（尿量＜0.5 mL/kg/hrまたは45 mmol/Lが2時間以上持続） ・クレアチニンの増加（＞0.5 mg/dL） ・凝固異常（PT-INR＞1.5またはAPTT＞60秒） ・イレウス（腸蠕動音の消失） ・血小板減少（＜10万/μL） ・高ビリルビン血症（総ビリルビン＞4 mg/dL）
組織灌流の指標	・高乳酸血症（＞1 mmol/L） ・毛細血管再充満時間延長または網状皮斑

よりC1が活性化され、後は古典経路と同様である。

2) 補体と炎症[45]

アナフィラトキシンであるC3aとC5aは、マクロファージ、好酸球、好中球のC3a受容体、C5a受容体を刺激して、酸化バースト（活性酸素発生）を生じさせて炎症を惹起する。また、アナフィラトキシンは、好塩基球、肥満細胞で生成されるヒスタミンの遊離を促す結果、血管拡張が生じる。C3aはケモカインの合成に関与し、肥満細胞の走化因子として働く。また、単球やマクロファージにおいて、C3a受容体とToll様受容体4（toll-like receptor-4：TLR-4）の両方が刺激されるとインターロイキン（inter-leukin：IL）-1β、tumor necrosis factor（TNF）-α、IL-6、プロスタグランジン（PG）E₂などの炎症性メディエータの合成が誘導される。C3aに炎症促進作用があることは言うまでもないが、抗炎症効果も有する。顆粒球がC3aで活性化されるものの、顆粒球の中の好中球では遊走や脱顆粒がC3aによって抑制される。C5aも強力な走化因子で、免疫細胞を巻き込むことで炎症反応を起こす。

3 サイトカイン[46]

1) 種類と機能

サイトカインは、低分子ポリペプチドまたは糖タンパクで、ケモカイン、インターフェロン、インターロイキン、リンフォカイン、腫瘍壊死因子などのことであり、マクロファージ、リン

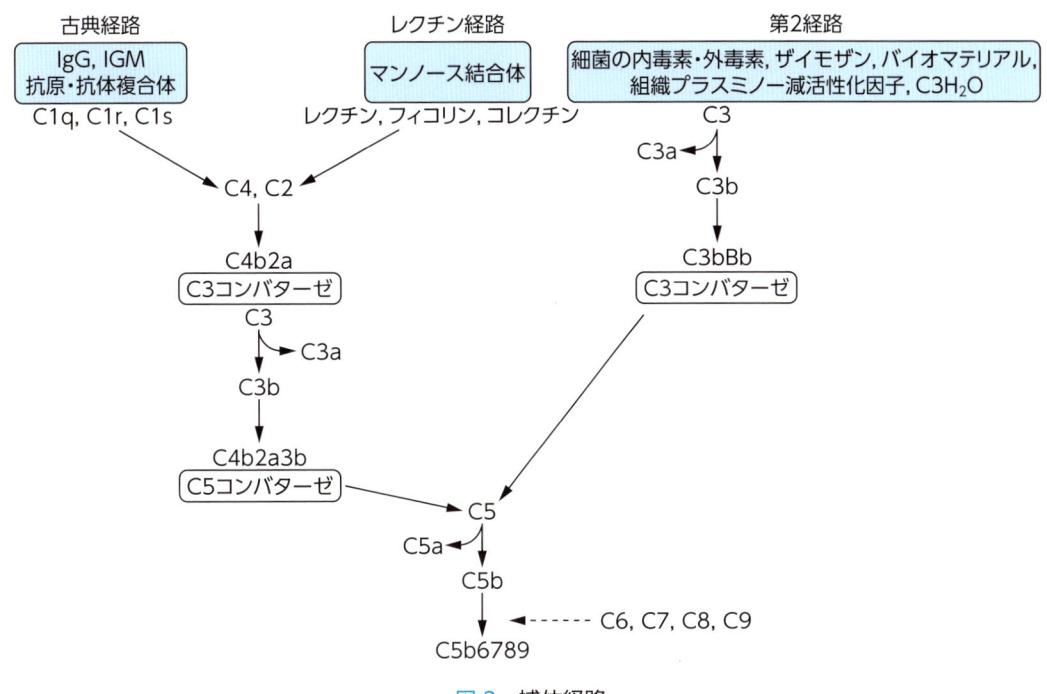

図3 補体経路

パ球、肥満細胞などの免疫細胞から産生されるほか、内皮細胞、線維芽細胞や各種間質細胞などの非免疫細胞でも産生される。サイトカインは、自己分泌および傍分泌により放出され、細胞表面上の特異的受容体に結合して細胞間の情報伝達を行う。TNF-α、IL-1β、IL-6、IL-8、IL-12、インターフェロン（interferon：IFN)-γは、炎症性サイトカインとして働く。他のカテゴリーのサイトカインであるアラルミンは細菌の存在とは関係なく炎症を引き起こす。アラルミンは、非プログラム細胞死を生じた細胞から放出された病原体関連分子パターン（PAMP）や損傷関連分子パターン（DAMP）として位置づけられている。アラルミンに属するものに、high mobility group box 1（HMGB1）、heat shock proteins（HSPs）、ディフェンシン、カテリシジン、好酸球由来神経毒素（EDN）などがある。ディフェンシン、カテリシジン、EDNは、PAMPやDAMPの認識や炎症性サイトカインが引きがねとなって貯蔵部位から急速に放出される。HMGB1はアポトーシスではなくネクローシスの細胞から放出され、組織障害後の情報伝達に影響を与える。また、活性化された免疫細胞や成熟骨髄樹状細胞からも放出される。

2) 組織障害とサイトカイン

炎症性サイトカインは術後臓器障害に大きく関与する。手術侵襲により、炎症性サイトカインが次々と連鎖的に分泌される。そして、この炎症の連鎖反応が、呼吸不全、腎障害、凝固障害、神経障害、肝機能障害、さらには多臓器不全といった術後合併症に関与する。また、逆にIL-10などの抗炎症性サイトカインはこれら合併症の発現を抑制する。

4 接着分子[47]

接着分子とは、細胞同士または細胞外マトリックスに接着するときに用いられる細胞表面分子である。血管内皮細胞には、侵襲が加わるとP-セクレチンなどのセクレチンファミリー、

ICAM-1、ICAM-2、VCAM-1、PECAM-1などの免疫グロブリン・スーパーファミリーが発現する。

　炎症部位では、白血球は炎症部位の血管内皮細胞にくっ付いたり離れたりをローリングしながら繰り返し、やがて血管内皮細胞に接着して止まる。その後、血管内皮細胞間隙から血管外へと遊走する。白血球がローリングしているときは白血球上のセクレチンファミリーが接着分子の中心となる。この間、血管内皮細胞などから分泌されるケモカイン、PAF、PECAM-1、E-セレクチンなどにより白血球は活性化される。ローリングが止まって血管内皮細胞に接着するときには、白血球上の$β_1$、$β_2$インテグリンと血管内皮細胞上のICAM-1、ICAM-2、VCAM-1などの結合が必要である。白血球が血管内皮細胞間隙を通りぬける際には、血管内皮細胞上のPECAM-1、ICAM-1、VCAM-1と白血球上のPECAM-1、$β_2$インテグリンの結合が起こる。間隙を遊走する際には$β_2$インテグリンやCD44が関与する。遊走の方向は炎症部位から分泌されるケモカインや走化因子の濃度による。

5 手術の種類と炎症

　以前われわれは、眼科手術、婦人科開腹手術、開胸食道亜全摘術、人工心肺下心臓手術という侵襲の異なる手術患者を対象に、侵襲の指標としてストレスホルモンの血漿カテコールアミン値を測定し、炎症の指標としては血漿IL-6値を麻酔前、麻酔2時間、手術終了時、手術翌日に測定した。その結果、眼科手術患者では、カテコールアミン、IL-6ともに有意な増加は認めなかった。一方、食道亜全摘術患者と心臓手術患者では、カテコールアミンもIL-6も著明に増加した。婦人科開腹手術患者では、カテコールアミン、IL-6ともに有意な増加は認めたが、食道亜全摘術や心臓手術患者ほどの増加は認めなかった。これらすべての患者で、血漿カテコールアミン値とIL-6値の相関をみたところ有意な正の相関を示した。つまり、手術の侵襲度に応じて炎症は増強することを意味する[48]。

　また、組織障害が大きく体液のシフトが起こりやすい手術ほど、SIRSを起こしやすい[42]。よって、できるだけ低侵襲手術を目指すことでSIRSは抑制できると考えられる。実際、13RCT（n＝560）を用いたメタ解析では、術後1日目の血清IL-6が、腹腔鏡下大腸がん手術患者のほうが開腹大腸がん手術患者より、40〜65％も低かった。動物実験でも腹膜の白血球機能は腹腔鏡下手術のほうが保たれるとの報告がある[42]。ヨーロッパで行われた他施設共同研究COLOR（COlolon cancer Laparoscopic or Open Resection）trialでは、腹腔鏡下手術群患者のほうが、出血量が少なく、腸管機能回復が早く、術後鎮痛に優れ、入院日数も短かった[49]。また、根治性、術後28日間の合併症死亡率にも差はなかった。しかし、合併症の比較には、創部感染や肺合併症に関しても行われており、両群で差はなかったということは、サイトカイン産生に大きな差がなかった可能性がある。また、長期予後に関しても検討され、3年生存率と再発なしの3年生存率はどちらも2％程度腹腔鏡手術群で低かったが有意な差ではなかった[50]。つまり、長期予後にもSIRSや免疫という観点でみると腹腔鏡手術が勝ることはなかったといえる。この分野の研究は、まだ少なく今後の研究が待たれる。

【文　献】

1) Angele MK, Chaudry IH. Surgical trauma and immunosuppression：pathophysiology and potential immunomodulatory approaches. Arch Surg 2005；390：333-41.
2) Semenza GL. Defining the role of hypoxia-inducible factor 1 in cancer biology and therapeutics. Oncogene 2010；29：625-34.
3) Orci LA, Lacotte S, Oldani G, et al. The role of hepatic ischemia-reperfusion injury and liver parenchymal quality on cancer recurrence. Dig Dis Sci 2014；59：2058-68.

4）Younes RN, Rogatko A, Brennan MF. The influence of intraoperative hypotension and perioperative blood transfusion on disease-free survival in patients with complete resection of colorectal liver metastases. Ann Surg 1991；214：107-13.

5）Cole SW, Sood AK. Molecular pathways：beta-adrenergic signaling in cancer. Clin Cancer Res 2012；18：1201-6.

6）Tang J, Li Z, Lu L, et al. β-Adrenergic system, a backstage manipulator regulating tumour progression and drug target in cancer therapy. Semin Cancer Biol 2013；23：533-42.

7）Stiles JM, Amaya C, Rains S, et al. Targeting of beta adrenergic receptors results in therapeutic efficacy against models of hemangioendothelioma and angiosarcoma. PLoS One 2013；8：e60021.

8）Grytli HH, Fagerland MW, Fosså SD, et al. Association between use of β-blockers and prostate cancer-specific survival：a cohort study of 3561 prostate cancer patients with high-risk or metastatic disease. Eur Urol 2014；65：635-41.

9）Jansen L, Below J, Chang-Claude J, et al. Beta-blocker use and colorectal cancer risk：population-based case-control study. Cancer 2012；118：3911-9.

10）Heitz F, du Bois A, Harter P, et al. AGO study group；NCIC-CTG study group；EORTC-GCG study group. Impact of beta blocker medication in patients with platinum sensitive recurrent ovarian cancer-a combined analysis of 2 prospective multicenter trials by the AGO Study Group, NCIC-CTG and EORTC-GCG. Gynecol Oncol 2013；129：463-6.

11）Sørensen GV, Ganz PA, Cole SW, et al. Use of β-blockers, angiotensin-converting enzyme inhibitors, angiotensin Ⅱ receptor blockers, and risk of breast cancer recurrence：a Danish nationwide prospective cohort study. J Clin Oncol 2013；31：2265-72.

12）Livingstone E, Hollestein LM, van Herk-Sukel MP, et al. β-Blocker use and all-cause mortality of melanoma patients：results from a population-based Dutch cohort study. Eur J Cancer 2013；49：3863-71.

13）Hicks BM, Murray LJ, Powe DG, et al. β-Blocker usage and colorectal cancer mortality：a nested case-control study in the UK Clinical Practice Research Datalink cohort. Ann Oncol 2013；24：3100-6.

14）Cata JP, Villarreal J, Keerty D, et al. Perioperative beta-blocker use and survival in lung cancer patients. J Clin Anesth 2014；26：106-17.

15）Cardwell CR, Coleman HG, Murray LJ, et al. Beta-blocker usage and breast cancer survival：a nested case-control study within a UK clinical practice research datalink cohort. Int J Epidemiol 2013；42：1852-61.

16）Cardwell CR, Coleman HG, Murray LJ, et al. Beta-blocker usage and prostate cancer survival：a nested case-control study in the UK Clinical Practice Research Datalink cohort. Cancer Epidemiol 2014；38：279-85.

17）Léauté-Labrèze C, Hoeger P, Mazereeuw-Hautier J, et al. A randomized, controlled trial of oral propranolol in infantile hemangioma. N Engl J Med 2015；372：735-46.

18）Monami M, Filippi L, Ungar A, et al. Further data on beta-blockers and cancer risk：observational study and meta-analysis of randomized clinical trials. Curr Med Res Opin 2013；29：369-78.

19）Powe DG, Voss MJ, Habashy HO, et al. Alpha- and beta-adrenergic receptor（AR）protein expression is associated with poor clinical outcome in breast cancer：an immunohistochemical study. Breast Cancer Res Treat 2011；130：457-63.

20）Bruzzone A, Piñero CP, Rojas P, et al. α_2-Adrenoceptors enhance cell proliferation and mammary tumor growth acting through both the stroma and the tumor cells. Curr Cancer Drug Targets 2011；11：763-74.

21）Pérez Piñero C, Bruzzone A, Sarappa MG, et al. Involvement of α_2- and β_2-adrenoceptors on breast cancer cell proliferation and tumour growth regulation. Br J Pharmacol 2012；166：721-36.

22）Szpunar MJ, Burke KA, Dawes RP, et al. The antidepressant desipramine and α_2-adrenergic receptor activation promote breast tumor progression in association with altered collagen structure. Cancer Prev Res（Phila）2013；6：1262-72.

23）Lamkin DM, Sung HY, Yang GS, et al. α_2-Adrenergic blockade mimics the enhancing effect of chronic stress on breast cancer progression. Psychoneuro-

endocrinology 2015；51：262-70.
24）Liou SF, Lin HH, Liang JC, et al. Inhibition of human prostate cancer cells proliferation by a selective alpha1-adrenoceptor antagonist labedipinedilol-A involves cell cycle arrest and apoptosis. Toxicology 2009；256：13-24.
25）Katsogiannou M, El Boustany C, Gackiere F, et al. Caveolae contribute to the apoptosis resistance induced by the α（1A）-adrenoceptor in androgen-independent prostate cancer cells. PLoS One 2009；4：e7068.
26）Hori Y, Ishii K, Kanda H, et al. Naftopidil, a selective $α_1$-adrenoceptor antagonist, suppresses human prostate tumor growth by altering interactions between tumor cells and stroma. Cancer Prev Res (Phila) 2011；4：87-96.
27）Yamada D, Nishimatsu H, Kumano S, et al. Reduction of prostate cancer incidence by naftopidil, an $α_1$-adrenoceptor antagonist and transforming growth factor-$β$ signaling inhibitor. Int J Urol 2013；20：1220-7.
28）Masachika E, Kanno T, Nakano T, et al. Naftopidil induces apoptosis in malignant mesothelioma cell lines independently of α1-adrenoceptor blocking. Anticancer Res 2013；33：887-94.
29）Lin Q, Wang F, Yang R, et al. Effect of chronic restraint stress on human colorectal carcinoma growth in mice. PLoS One 2013；8：e61435.
30）Zhang F, Ding T, Yu L, et al. Dexmedetomidine protects against oxygen-glucose deprivation-induced injury through the I2 imidazoline receptor-PI3K/AKT pathway in rat C6 glioma cells. J Pharm Pharmacol 2012；64：120-7.
31）Fuchs R, Schwach G, Stracke A, et al. The antihypertensive drug prazosin induces apoptosis in the medullary thyroid carcinoma cell line TT. Anticancer Res 2015；35：31-8.
32）Reiche EM, Nunes SO, Morimoto HK. Stress, depression, the immune system, and cancer. Lancet Oncol 2004；5：617-25.
33）Volden PA, Conzen SD. The influence of glucocorticoid signaling on tumor progression. Brain Behav Immun 2013；30（suppl）：S26-31.
34）Neeman E, Ben-Eliyahu S. Surgery and stress promote cancer metastasis：new outlooks on perioperative mediating mechanisms and immune involvement. Brain Behav Immun 2013；30（suppl）：S32-40.
35）Andersen BL, Yang HC, Farrar WB, et al. Psychologic intervention improves survival for breast cancer patients：a randomized clinical trial. Cancer 2008；113：3450-8.
36）Snyder GL, Greenberg S. Effect of anaesthetic technique and other perioperative factors on cancer recurrence. Br J Anaesth 2010；105：106-15.
37）Snyder GL, Greenberg S. Effect of anaesthetic technique and other perioperative factors on cancer recurrence. Br J Anaesth 2010；105：106-15.
38）Gras Navarro A, Björklund AT, Chekenya M. Therapeutic potential and challenges of natural killer cells in treatment of solid tumors. Front Immunol 2015；6：202.
39）Knorr DA, Bachanova V, Verneris MR, et al. Clinical utility of natural killer cells in cancer therapy and transplantation. Semin Immunol 2014；26：161-72.
40）Jing H, Lee S. NF-$κ$B in cellular senescence and cancer treatment. Mol Cells 2014；37：189-95.
41）加藤正人．手術侵襲と炎症反応の相関．臨床麻酔 2010；34：1839-46.
42）Koo EG, Lai LM, Choi GY, et al. Systemic inflammation in the elderly. Best Pract Res Clin Anaesthesiol 2011；25：413-25.
43）傳野隆一，平田公一，秦　史壮．補体．小川道雄，斉藤英昭編．臨床侵襲学．東京：へるす出版；1997．p.233-7.
44）Stahl GL, Shernan SK, Smith PK, et al. Complement activation and cardiac surgery：a novel target for improving outcomes. Anesth Analg 2012；115：759-71.
45）Merle NS, Noe R, Halbwachs-Mecarelli L, et al. Complement System Part Ⅱ：Role in Immunity. Front Immunol 2015；6：257.
46）Hsing CH, Wang JJ. Clinical implication of perioperative inflammatory cytokine alteration. Acta Anaesthesiol Taiwan 2015；53：23-8.
47）後藤満一，宮坂昌之，堂野恵三ほか．接着分子．小川道雄，斉藤英昭編．臨床侵襲学．東京：へるす出版；1997．p.157-68.
48）廣田和美，石原弘規，松木明知ほか．麻酔．小川道雄，斉藤英昭編．臨床侵襲学．東京：へるす出版；1997．p.80-96.

49) Veldkamp R, Kuhry E, Hop WC, et al. COlon cancer Laparoscopic or Open Resection Study Group(COLOR). Laparoscopic surgery versus open surgery for colon cancer : short-term outcomes of a randomised trial. Lancet Oncol 2005 ; 6 : 477-84.
50) Colon Cancer Laparoscopic or Open Resection Study Group, Buunen M, Veldkamp R, Hop WC, et al. Survival after laparoscopic surgery versus open surgery for colon cancer : long-term outcome of a randomised clinical trial. Lancet Oncol 2009 ; 10 : 44-52.

（廣田　和美）

麻酔のがん進行への影響

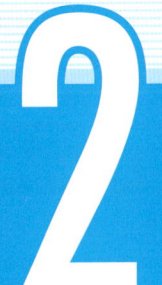

はじめに

医療の発達に伴い悪性腫瘍の早期発見が可能になった。そして、原発巣切除を行う際、迅速標本を提出し、切除断端にがん細胞が浸潤していないことを確認することで、多くの場合、原発巣は完全に取り除かれる。それにもかかわらず、依然、世界的に悪性腫瘍による死は、死因の上位を占めており、本邦では1位となっている。このことは、がん患者は原発巣を完璧に取り除いた後も、根治に至ることなく、ある程度の確率で再発（転移）を経験し、それが原因で亡くなっていることを意味する。しかし、これは、言い換えれば、術後の再発を抑制することで、がんを根絶することができうることをも意味している。つまり、現代医療において、術後のがん再発を防止することは、がんを根治に導き、がん死を減らすことにつながり、社会に大きな恩恵をもたらすといえる。現在、これまでの研究により麻酔薬が、さまざまな機序によりがんの再発率に影響を与えることが示唆されている。本章では、がん再発のメカニズムを示し、麻酔薬のがん進行への影響について考察する。

A 悪性腫瘍の転移メカニズム

現在、最も受け入れられている腫瘍の転移メカニズムは以下のとおりである。

■ 原発巣からの分離

原発巣で増殖、浸潤したがん細胞がリンパ管や血管に到達し、hostの循環系に侵入する。

■ 遠隔臓器への輸送

侵入したがん細胞は血流に乗り、遠隔臓器の毛細血管にトラップされる。

■ 毛細血管への着床

毛細血管を塞栓する形で接着し、血管外へ移動、そして、臓器組織に浸潤する。

■ 増殖（転移巣の確立）

細胞増殖には以下の2つのステップが必須となる。

❶ 血管新生

遠隔臓器組織に浸潤した細胞は、血管内皮増殖因子（vascular endothelial growth factor：VEGF）やプロスタグランジン（PG）E_2などを分泌し、栄養血管を新生する。

❷ 免疫回避

続いて免疫回避の微小環境を確立することで腫瘍性免疫の攻撃を受けずに増殖が可能となる。

基本的には、上記プロセスはすべての悪性腫瘍で同様にみられる。また、これらすべてのプロセスにおいて、腫瘍性免疫の干渉が行われ、その結果、生存した腫瘍細胞だけが転移を確立することができる。つまり、転移巣の確立は、腫瘍細胞の生存能力と腫瘍性免疫の駆逐能力のバランスによって決まる。基本的に原発巣から循環系に侵入した腫瘍細胞の多くは速やかに除去され、仮に血管床に到達したとしてもアポトーシスが誘導されるなど駆逐されてしまい、実際に転移を確立するものは非常に少ないとされている[1,2]。しかしながら、原発巣が、臨床的に検出される大きさまで成長するには、10年以上が必要である一方、転移プロセスは原発巣増殖の初期から始まっていることから、多くの

場合、診断がつくころには、検出できないような微小な転移巣が確立されていることになる。

B 各種麻酔薬の悪性腫瘍病変の進行への影響

　前項で述べたように生体には、発生した悪性腫瘍を非自己として認識し、排除しようとする腫瘍性免疫が存在する。この腫瘍性免疫は原発巣を取り除いたのち、体内に残った微細ながん細胞を駆逐し、完治に導く重要な役割を担っている。そして、これまで多くの研究から、麻酔薬が腫瘍性免疫に影響を与えることが示唆されている（麻酔薬の間接作用）。また、麻酔薬は腫瘍細胞の増殖や血管新生、浸潤、遊走能を直接抑制（促進）させるような直接作用も有する。このことから、麻酔科医は、腫瘍性免疫を維持し、かつ直接的にがん細胞の発育を抑制するような麻酔薬を選択することで、悪性腫瘍手術を受ける患者の予後改善に貢献することが可能といえる。
＜ポイント＞麻酔薬の悪性腫瘍の進行への影響
①麻酔薬の直接作用：がん細胞の増殖、血管新生、浸潤、遊走能力に直接作用
②麻酔薬の間接作用：腫瘍を攻撃する腫瘍性免疫を活性化（不活化）する作用

1 揮発性麻酔薬（図1）

a. 腫瘍細胞への直接作用（増殖、浸潤、血管新生）
■ 基礎研究
　使用されている培養細胞やさまざまな実験条件の違いのため、一致した結果が得られていない（表1）。

■ 臨床研究
　いくつかの動物実験において、揮発性麻酔薬によるプレコンディショニングが、虚血に対し

て臓器保護作用を示すことが報告されている。この作用は揮発性麻酔薬が虚血細胞（心筋、脳）において低酸素応答性転写因子（hypoxia inducible factor：HIF）-1αを発現させることによる。しかし、近年、HIF-1αが、がん細胞においても発現が増加していることが報告され、揮発性麻酔薬によるHIF-1α発現の増加が、がんの発育をも促進することが推察された。実際、745人の乳がん患者を対象とした後ろ向き研究においてHIF-1αが早期再発の予測因子であることが報告されている[3]。また、130人の食道がん患者の組織を調べた結果、HIF-1α発現量の増加が予後不良因子であることが示された[4]。このことから、最近発表されたレビューでは、揮発性麻酔薬によるHIF-1α発現増加は、血管新生を促進し、患者の予後を悪くすると述べられている[5]。

b. 悪性腫瘍への間接作用（腫瘍性免疫）
■ 基礎研究
　揮発性麻酔薬は免疫を抑制し、転移を促進するという報告が多い。しかし、いくつかの動物実験では、転移を促進しないというデータも示されている（表2）。

■ 臨床研究
　2,838人の乳がん、大腸、結腸がん患者において、プロポフォール麻酔を受けた患者とセボフルラン麻酔を受けた患者の術後生存率を比較した後ろ向き研究では、プロポフォール麻酔群のほうが良好な1年生存率、5年生存率を示した[6]。一方、最近行われた大腸がん切除術を受けた患者を対象に全静脈麻酔（total intravenous anesthesia：TIVA）と揮発性麻酔を比較したRCTでは、周術期の炎症性サイトカインの血漿濃度に差を認めなかったが、揮発性麻酔群で制御性T細胞の減少を認めた[7,8]。

表1　揮発性麻酔薬の腫瘍細胞への直接作用（基礎研究データ）

麻酔薬	がん細胞	作用	文献
セボフルラン デスフルラン	MC-38 colon cancer	遊走抑制	51
セボフルラン	A549 lung cancer	アポトーシス誘発 浸潤，遊走抑制	52 53
	MCF-7 breast cancer MDA-MB-231 breast cancer	増殖促進	54
	glioma stem cell cancer	増殖促進	55
セボフルラン イソフルラン ハロタン	Caco-2 colon cancer ほか	増殖抑制	56, 57
イソフルラン	SK-OV3 ovarian cancer	増殖促進 血管新生促進 遊走促進	58
	RCC4 renal cell cancer	増殖促進	59
	HCT116 colon cancer	アポトーシス抑制	60
	H4 neuroglioma cancer	アポトーシス誘発	61, 62

表2　揮発性麻酔薬の腫瘍性免疫への作用（基礎研究データ）

麻酔薬	免疫細胞/動物	作用	文献
セボフルラン イソフルラン デスフルラン	T細胞	アポトーシス誘発，免疫抑制 アポトーシス誘発，免疫抑制 アポトーシス誘発なし	63
セボフルラン	マウス	NK細胞活性不変，肺転移不変	64
ハロタン	ラット	NK細胞活性不変，肺転移不変 NK細胞活性抑制，肺転移不変	65 17

2 静脈麻酔薬

1) プロポフォール

多くの麻酔薬が免疫抑制作用を有する中、プロポフォールは免疫系を抑制せず、かつ抗炎症、抗活性酸素作用を有し、さらには腫瘍細胞の進行を直接抑制する作用も多く報告されており、最も悪性腫瘍手術に適している可能性のある麻酔薬である（図2）。

a. 腫瘍細胞への直接作用（増殖、浸潤、血管新生）
■ 基礎研究

培養細胞を使った多くの基礎研究において、プロポフォールは、がん細胞の増殖、浸潤を直接抑制することが示唆されている[9~15]。また、同麻酔薬は、単球からのPGE$_2$産生を抑制することで腫瘍の血管新生を抑制する可能性も示唆されている[9]。しかし、乳がん細胞を用いた研究では、遊走細胞を増加させたということも報告されている[16]。

■ 臨床研究

上述した腫瘍のHIF-1αの発現量と患者の予後を調べたレビューにおいて、プロポフォールはHIF-1αを増加させないことが示されている[5]。

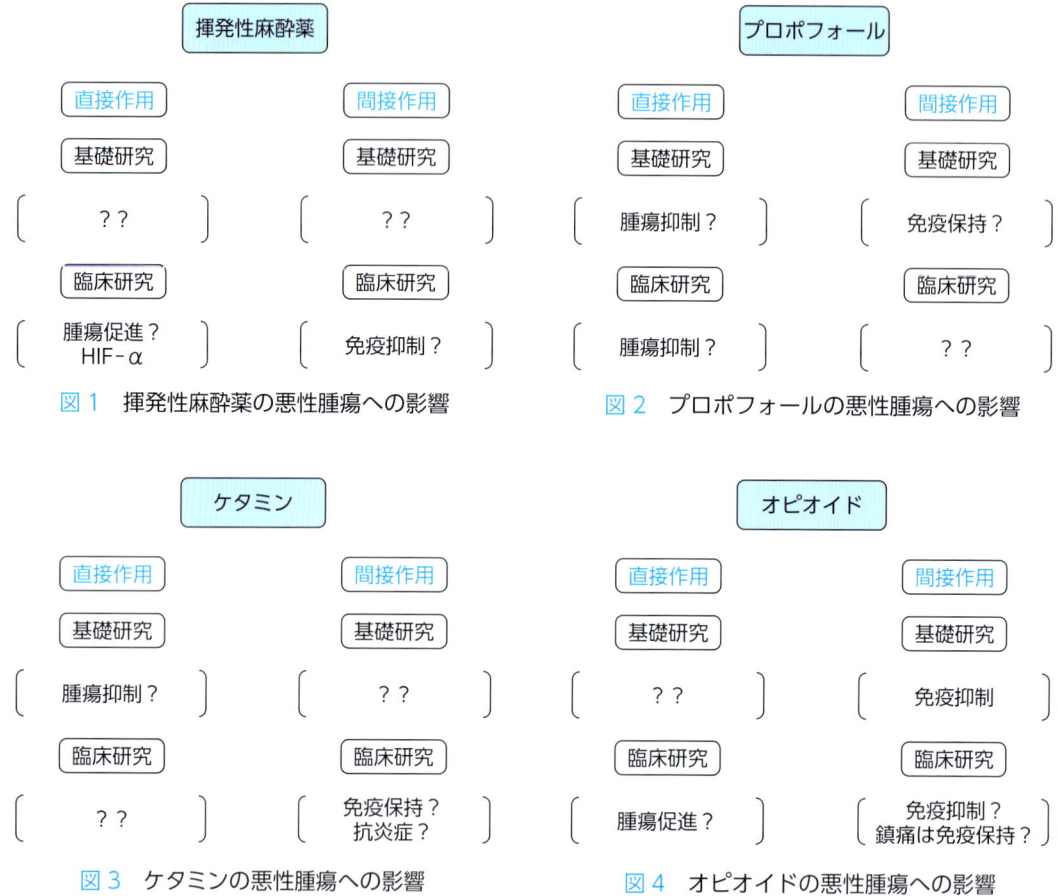

図1 揮発性麻酔薬の悪性腫瘍への影響
図2 プロポフォールの悪性腫瘍への影響
図3 ケタミンの悪性腫瘍への影響
図4 オピオイドの悪性腫瘍への影響

b. 悪性腫瘍への間接作用（腫瘍性免疫）
■ 基礎研究

いくつかの動物実験でプロポフォールはnatural killer（NK）細胞活性を抑制せず、肺転移を減少もしくは増加させないことが示唆されている[14,17]。

■ 臨床研究

われわれが調べたかぎり、直接腫瘍性免疫を対象にした臨床研究は、現在のところほとんどない。しかしながら、プロポフォールを主体とした静脈麻酔は、イソフルラン麻酔に比べ炎症反応や手術侵襲がもたらす有害な免疫応答を抑制することが報告されている[18,19]。

2) ケタミン（図3）

a. 腫瘍細胞への直接作用（増殖、浸潤、血管新生）
■ 基礎研究

ケタミンを対象とした腫瘍細胞への直接作用を調べた研究は少ない。しかしながら、多くの培養細胞を用いた基礎研究では、NMDA受容体拮抗作用が、がん細胞の増殖を抑制することを示しており、肺転移マウスを用いた実験では、NMDA拮抗薬の投与により、生存期間の延長が示された[20,21]。

■ 臨床研究

ケタミンを対象とした腫瘍細胞への直接作用を調べた臨床研究は、われわれが調べたかぎ

り、現在のところない。

b．悪性腫瘍への間接作用（腫瘍性免疫）
■ 基礎研究

In vitro および動物実験においてケタミンは細胞性免疫を抑制することが報告されている。Ohta ら[22]の行った in vitro 実験では、ケタミンは樹状細胞の成熟および Th_1 細胞応答を抑制した。動物実験では次に紹介する2つの実験が興味深い。Melamed ら[17]は乳がん細胞（MADB-106）を静注したラットに開腹手術を行ったのち、NK 細胞活性および肺転移数を調べた。その結果、ケタミンは NK 細胞活性を抑制することで、肺転移を増加させうることを示した。一方、Forget ら[23]が行った同様の実験では、NK 細胞活性は、開腹手術を行う前はケタミンにより抑制されたが、術後はコントロール群と同じレベルまで回復した。この実験ではケタミン投与により肺転移は減少した。また、マウスを用いた敗血症モデルでは、ケタミンの抗炎症作用（TNF の抑制）が報告されている[24]。炎症性サイトカインの抑制は、抗腫瘍作用につながることから、ケタミンは細胞性免疫を抑制する向腫瘍作用を示す一方、炎症を抑制する抗腫瘍作用も示すのかもしれない。

■ 臨床研究

前述のようにケタミンの悪性腫瘍への影響に関するデータは、不足している。本項に関連する RCT を一つ紹介する。開腹手術を受けた患者を低用量ケタミン（0.15 mg/kg）を投与した群、生理食塩液を投与した群（コントロール）に分け、各群の術前、術後の炎症性サイトカインおよび NK 細胞活性を測定し比較した。その結果、基礎実験と同様、ケタミン投与群では炎症性サイトカインの産生が抑制された。また、NK 細胞活性は術前と比較すると、両群とも同程度に抑制され、2群に有意差を認めなかった[25]。

このようにケタミンの悪性腫瘍への影響に関する研究は不足しており、今後の研究が期待される。

3）ベンゾジアゼピン

腫瘍細胞への増殖の作用に関する基礎実験がいくつか報告されている。一方、再発、転移のリスクを評価した研究は、検索したかぎり、みつけられなかった。近年、ベンゾジアゼピンの使用とがん発生の危険性に関する大規模な後ろ向き解析が行われた。

a．腫瘍細胞への直接作用（増殖）

いくつかの乳がん培養細胞において、ベンゾジアゼピン受容体の発現と増殖速度が負の相関を示すことが報告されている[26]。同様にほかのがん細胞においても、ベンゾジアゼピン受容体が細胞のアポトーシスを誘発し、細胞の増殖を抑制することが示唆されている[27〜29]。

b．ベンゾジアゼピンの使用とがん発生の危険性（後ろ向き臨床研究）

ベンゾジアゼピンの使用とがん発生の危険性に関する大規模解析の結果、ベンゾジアゼピンの使用とがん発生には関連性がないことが示された[30,31]。

3｜局所麻酔薬

局所麻酔薬の悪性腫瘍への影響に関する報告は、検索したところ、腫瘍への直接作用に関するものに限られている。

a．腫瘍細胞への直接作用

これまでの基礎実験の結果より、局所麻酔薬は、腫瘍細胞の増殖抑制と直接細胞障害作用を示すことが報告されている。以下に示す報告はすべて in vitro 実験によるものである。

❶ 細胞増殖抑制作用

リドカインは表皮成長因子（epidermal growth factor：EGF）の産生を抑制することで、

表3 モルヒネの血管新生への直接作用

がん細胞/動物	血管新生への作用	文献
MCF-7 breast cancer/マウス	促進	66
SCK breast cancer/マウス	促進	67
Ehrlich ascites tumor/マウス	促進	68
Lung carcinoma/マウス	抑制	69

舌がん細胞の増殖を抑制した[32]。

❷ 細胞障害作用

リドカインとロピバカインは乳がん細胞のDNAを脱メチル化することで細胞障害作用を示したが、このような作用はブピバカインでは観察されなかった[33]。

❸ 細胞浸潤抑制作用

ロピバカインはNaV1.5 voltage activated Na channelの活性を抑制し転移性大腸がん細胞の浸潤を抑制した[34]。

4 オピオイド（図4）

a. 腫瘍細胞への直接作用（増殖、血管新生、浸潤、遊走）

■ 基礎研究

オピオイドの腫瘍細胞への直接作用に関する多くの基礎研究が報告されている。代表的なオピオイドであるモルヒネに関する報告が多くを占めるが、現在のところ、使用した培養細胞の種類やオピオイドの使用濃度によって結果が異なり、一致した結果が得られていない。

❶ 増殖

オピオイドは理論的には直接、細胞増殖、アポトーシスを制御することができる。細胞増殖はμオピオイド受容体（μ opiopid receptor：MOR）の活性化が主な機序であり、アポトーシスはAkt、c-Jun N-terminal kinase、Bcl-2、p53やBimなどのアポトーシス関連タンパク、活性酸素やNO産生のほか、免疫反応やさまざまな細胞死の制御にかかわる重要な転写因子であるnuclear factor-kappa B（NF-κB）などが関与している[35]。MORの活性化は腫瘍細胞の増殖を促進するという報告[36,37]がある一方、増殖を抑制するという報告もあり、一致した見解は得られていない[35]。しかしながら、アポトーシスに関しての報告をまとめると、腫瘍細胞で促進されるという報告が多い[35]。

❷ 浸潤、遊走

これらの機能に関する報告も一致した見解は得られていない。Matrix metalloprotease（MMP）やurokinase plasminogen activator（UPA）は細胞浸潤において重要な役割を担っているといわれている。モルヒネは、乳がん細胞においてMMP-2、9の発現を抑制し腫瘍細胞の浸潤を抑制するとされている[38,39]。一方、大腸がん細胞では、UPAを増加し、浸潤を促進することも報告されている[40]。

❸ 血管新生

PGE$_2$産生の促進やVEGF、EGFなどの成長因子の活性化などが関与しているが、オピオイドが腫瘍細胞の血管新生を促進するのか、抑制するのか、一致した見解は得られていない（表3）。

■ 臨床研究

Singletonら[41]は、34人の転移のない肺がん（非小細胞がん）患者のがん組織および正常肺組織におけるMOR発現を調べた結果、がん組織では有意にMOR発現が増加していた。また、彼らは、すでに転移を起こした患者7名の組織におけるMOR発現量も解析したところ、転移のない患者組織に比べ有意にMOR発現が増加していた。このことから、腫瘍のMOR発現は病期進行と関連があることが示唆された。

b. 悪性腫瘍への間接作用（腫瘍性免疫）

■ 基礎研究

動物実験を含む多くの基礎研究の結果、オピオイドは腫瘍性免疫を抑制することが強く示唆されている[35,42]。

■ 臨床研究

Maherら[43]は、ビデオ補助下胸腔鏡下（video-assisted thoracoscopic）手術を受けた病期Ⅰ、Ⅱaの非小細胞がん患者99人において、術後96時間のオピオイド使用量と再発率を後ろ向きに調べた。その結果、術後5年以内に再発を認めた患者ではより術後に高用量のオピオイドを使用していた。このように、高用量のオピオイド使用が、がんの進行を促進することが、臨床研究で示されつつある。しかし、一方でオピオイド投与が、手術のストレス反応および疼痛を軽減し、免疫系に良い影響を与えることもまた、多くの研究で示唆されている[44]。近年行われた進行非小細胞がん患者（病期Ⅲb/Ⅳ）を対象とした後ろ向き研究では、がん性疼痛が強いほど、生存期間が短縮することが示されている[45]。このことから、術後の急性疼痛だけではなく、がん性疼痛に対しても適切な鎮痛を行うことにより、患者の生存率を改善することが推察される。現在、オピオイドは術後疼痛、がん性疼痛に対する鎮痛薬の標準薬であるが、今後は、オピオイドに替わる鎮痛薬（法）により、効果的な鎮痛を行いつつ、オピオイドの使用量を減らすことで悪性腫瘍患者の予後が改善される可能性があると思われる。

C 各種麻酔法と悪性腫瘍病変の進行

1 区域麻酔法

区域麻酔は理論的には、以下の機序により悪性腫瘍手術を受ける患者の予後を改善しうる。

① 手術侵襲によるストレス反応を軽減する。
② 術中に必要とする揮発性麻酔薬などの麻酔薬（おそらくプロポフォールは除く）の使用を抑える。
③ オピオイドの替わりに効果的な鎮痛をもたらし、オピオイドの使用量を減らす。
④ 局所麻酔のもつ腫瘍障害作用が腫瘍の増殖を抑制する可能性がある。

2 "全身麻酔＋オピオイド"と"全身麻酔＋区域麻酔"

上述したとおり、区域麻酔は、さまざまな機序により主に間接的に転移、再発を抑制し、患者の予後を改善する可能性を秘めている。このことは、近年、特に注目されており、多くの臨床研究が行われつつある。しかしながら、その大部分の研究は後ろ向き研究であり、周術期に存在するさまざまな交絡因子のため、一致した結果が得られていない。また、一度異なるアウトカムを得るために行われたRCT（全身麻酔＋硬膜外麻酔と全身麻酔の比較は行われている）の結果を二次的に解析し、長期生存期間を比較した研究も報告されている[46,47]が、結果は一致していない。同様に、Mylesら[48]は、開腹手術を受けた患者の術後死亡率と合併症の頻度に関して「全身麻酔＋オピオイド鎮痛を受けた群」と「全身麻酔＋硬膜外鎮痛を受けた群」で比較した多施設合同RCT（MASTER trial）の対象から、悪性腫瘍手術患者のみを抽出し、同群間で長期生存期間を二次的に解析し比較した。その結果、両麻酔法のcancer-free survivalに差を認めなかった（P＝0.61）。このように、区域麻酔法は、理論的には悪性腫瘍手術を受ける患者の予後を改善する可能性があるが、今のところ、質の高いRCTが行われていないことから、確固たるエビデンスがないのが現実である。しかしながら、炎症性サイトカインの産生を比較したRCT[49,50]では、硬膜外麻酔併用によりサイトカイン産生が抑制されることが示されている。こ

表4 現在進行中の区域麻酔のがん患者の予後への影響に関する
Multicenter randomized controlled study

タイトル	デザイン/患者数	アウトカム	終了予定
Regional anesthesia and breast cancer recurrence NCT00418457	Multicenter prospective RCT, N=1100	術後10年までの再発率	2015年
The effect of adding intraoperative regional anesthesia on cancer recurrence in patients undergoing lung cancer resection NCT011799308	Prospective double-blind RCT, N=1532	術後5年までのdisease-free survival	2018年
Regional anesthesia in colon rectal surgery, NCT00684229	Multicenter prospective double-blind RCT, N=2500	術後5年までの再発率	2022年

のことから、区域麻酔の抗腫瘍効果に関する、現在進行中の他施設合同大規模RCTの結果に期待が集まっている（表4）。

【文　献】

1) Fidler IJ. Metastasis：guantitative analysis of distribution and fate of tumor embolilabeled with 125 I-5-iodo-2'-deoxyuridine. J Natl Cancer Inst 1970；45：773-82.

2) Tarin D, Price JE, Kettlewell MG, et al. Mechanisms of human tumor metastasis studied in patients with peritoneovenous shunts. Cancer Res 1984；44：3584-92.

3) Dales JP, Garcia S, Meunier-Carpentier S, et al. Overexpression of hypoxia-inducible factor HIF-1alpha predicts early relapse in breast cancer：retrospective study in a series of 745 patients. Int J Cancer 2005；116：734-9.

4) Kurokawa T, Miyamoto M, Kato K, et al. Overexpression of hypoxia-inducible-factor 1α (HIF-1α) in oesophageal squamous cell carcinoma correlates with lymph node metastasis and pathologic stage. Br J Cancer 2003；89：1042-7.

5) Tavare AN, Perry NJ, Benzonana LL, et al. Cancer recurrence after surgery：direct and indirect effects of anesthetic agents. Int J Cancer 2012；130：1237-50.

6) Enlund M, Berglund A, Andreasson K, et al. The choice of anaesthetic--sevoflurane or propofol--and outcome from cancer surgery：a retrospective analysis. Ups J Med Sci 2014；119：251-61.

7) Margarit SC, Vasian HN, Balla E, et al. The influence of total intravenous anaesthesia and isoflurane anaesthesia on plasma interleukin-6 and interleukin-10 concentrations after colorectal surgery for cancer：a randomised controlled trial. Eur J Anaesthesiol 2014；31：678-84.

8) Sofra M, Fei PC, Fabrizi L, et al. Immunomodulatory effects of total intravenous and balanced inhalation anesthesia in patients with bladder cancer undergoing elective radical cystectomy：preliminary results. J Exp Clin Cancer Res 2013；32：6.

9) Inada T, Kubo K, Shingu K. Possible link between cyclooxygenase-inhibiting and antitumor properties of propofol. J Anesth 2011；25：569-75.

10) Miao Y, Zhang Y, Wan H, et al. GABA-receptor agonist, propofol inhibits invasion of colon carcinoma cells. Biomed Pharmacother 2010；64：583-8.

11) Kushida A, Inada T, Shingu K. Enhancement of antitumor immunity after propofol treatment in mice. Immunopharmacol Immunotoxicol 2007；29：477-86.

12) Siddiqui RA, Zerouga M, Wu M, et al. Anticancer properties of propofol-docosahexaenoate and propofol-eicosapentaenoate on breast cancer cells. Breast Cancer Res 2005；7：645-54.

13) Tsuchiya M, Asada A, Arita K, et al. Induction and mechanism of apoptotic cell death by propofol in HL-60 cells. Acta Anaesthesiol Scand 2002；46：1068-74.

14) Mammoto T, Mukai M, Mammoto A, et al. Intravenous anesthetic, propofol inhibits invasion of cancer cells. Cancer Lett 2002；184：165-70.

15) Garib V, Niggemann B, Zanker KS, et al. Influence of non-volatile anesthetics on the migration behavior

of the human breast cancer cell line MDA-MB-468. Acta Anaesthesiol Scand 2002 ; 46 : 836-44.

16) Garib V, Lang K, Niggemann B, et al. Propofol-induced calcium signalling and actin reorganization within breast carcinoma cells. Eur J Anaesthesiol 2005 ; 22 : 609-15.

17) Melamed R, Bar-Yosef S, Shakhar G, et al. Suppression of natural killer cell activity and promotion of tumor metastasis by ketamine, thiopental, and halothane, but not by propofol : mediating mechanisms and prophylactic measures. Anesth Analg 2003 ; 97 : 1331-9.

18) Ke JJ, Zhan J, Feng XB, et al. A comparison of the effect of total intravenous anaesthesia with propofol and remifentanil and inhalational anaesthesia with isoflurane on the release of pro- and anti-inflammatory cytokines in patients undergoing open cholecystectomy. Anaesth Intensive Care 2008 ; 36 : 74-8.

19) Inada T, Yamanouchi Y, Jomura S, et al. Effect of propofol and isoflurane anaesthesia on the immune response to surgery. Anaesthesia 2004 ; 59 : 954-9.

20) Watanabe K, Kanno T, Oshima T, et al. The NMDA receptor NR2A subunit regulates proliferation of MKN45 human gastric cancer cells. Biochem Biophys Res Commun 2008 ; 367 : 487-90.

21) Stepulak A, Sifringer M, Rzeski W, et al. NMDA antagonist inhibits the extracellular signal-regulated kinase pathway and suppresses cancer growth. Proc Natl Acad Sci USA 2005 ; 102 : 15605-10.

22) Ohta N, Ohashi Y, Fujino Y. Ketamine inhibits maturation of bone marrow-derived dendritic cells and priming of the Th1-type immune response. Anesth Analg 2009 ; 109 : 793-800.

23) Forget P, Collet V, Lavand'homme P, et al. Does analgesia and condition influence immunity after surgery? Effects of fentanyl, ketamine and clonidine on natural killer activity at different ages. Eur J Anaesthesiol 2010 ; 27 : 233-40.

24) Takahashi T, Kinoshita M, Shono S, et al. The effect of ketamine anesthesia on the immune function of mice with postoperative septicemia. Anesth Analg 2010 ; 111 : 1051-8.

25) Beilin B, Rusabrov Y, Shapira Y, et al. Low-dose ketamine affects immune responses in humans during the early postoperative period. Br J Anaesth 2007 ; 99 : 522-7.

26) Beinlich A, Strohmeier R, Kaufmann M, et al. Relation of cell proliferation to expression of peripheral benzodiazepine receptors in human breast cancer cell lines. Biochem Pharmacol 2000 ; 60 : 397-402.

27) Lee SW, Lee JT, Lee M G, et al. *In vitro* antiproliferative characteristics of flavonoids and diazepam on SNU-C4 colorectal adenocarcinoma cells. J Nat Med 2009 ; 63 : 124-9.

28) Sarissky M, Lavicka J, Kocanova S, et al. Diazepam enhances hypericin-induced photocytotoxicity and apoptosis in human glioblastoma cells. Neoplasma 2005 ; 52 : 352-9.

29) Decaudin D, Castedo M, Nemati F, et al. Peripheral benzodiazepine receptor ligands reverse apoptosis resistance of cancer cells *in vitro* and *in vivo*. Cancer Res 2002 ; 62 : 1388-93.

30) Pottegard A, Friis S, Andersen M, et al. Use of benzodiazepines or benzodiazepine related drugs and the risk of cancer : a population-based case-control study. Br J Clin Pharmacol 2013 ; 75 : 1356-64.

31) Halapy E, Kreiger N, Cotterchio M, et al. Benzodiazepines and risk for breast cancer. Ann Epidemiol 2006 ; 16 : 632-6.

32) Sakaguchi M, Kuroda Y, Hirose M. The antiproliferative effect of lidocaine on human tongue cancer cells with inhibition of the activity of epidermal growth factor receptor. Anesth Analg 2006 ; 102 : 1103-7.

33) Lirk P, Hollmann MW, Fleischer M, et al. Lidocaine and ropivacaine, but not bupivacaine, demethylate deoxyribonucleic acid in breast cancer cells *in vitro*. Br J Anaesth 2014 ; 113（suppl 1）: i32-8.

34) Baptista-Hon DT, Robertson FM, Robertson GB, et al. Potent inhibition by ropivacaine of metastatic colon cancer SW620 cell invasion and NaV1.5 channel function. Br J Anaesth 2014 ; 113 : 39-48.

35) Afsharimani B, Cabot P, Parat MO. Morphine and tumor growth and metastasis. Cancer Metastasis Rev 2011 ; 30 : 225-38.

36) Nguyen J, Luk K, Vang D, et al. Morphine stimulates cancer progression and mast cell activation and

impairs survival in transgenic mice with breast cancer. Br J Anaesth 2014；113（suppl 1）：i4-13.
37) Lennon FE, Mirzapoiazova T, Mambetsariev B, et al. The Mu opioid receptor promotes opioid and growth factor-induced proliferation, migration and Epithelial Mesenchymal Transition(EMT)in human lung cancer. PLoS One 2014；9：91577.
38) Gach K, Szemraj J, Wyrebska A, et al. The influence of opioids on matrix metalloproteinase-2 and -9 secretion and mRNA levels in MCF-7 breast cancer cell line. Mol Biol Rep 2011；38：1231-6.
39) Harimaya Y, Koizumi K, Andoh T, et al. Potential ability of morphine to inhibit the adhesion, invasion and metastasis of metastatic colon 26-L5 carcinoma cells. Cancer Lett 2002；187：121-7.
40) Gach K, Szemraj J, Fichna J, et al. The influence of opioids on urokinase plasminogen activator on protein and mRNA level in MCF-7 breast cancer cell line. Chem Biol Drug Des 2009；74：390-6.
41) Singleton PA, Mirzapoiazova T, Hasina R, et al. Increased mu-opioid receptor expression in metastatic lung cancer. Br J Anaesth 2014；113：103-8.
42) Shavit Y, Ben-Eliyahu S, Zeidel A, et al. Effects of fentanyl on natural killer cell activity and on resistance to tumor metastasis in rats. Dose and timing study. Neuroimmunomodulation 2004；11：255-60.
43) Maher DP, Wong W, White PF, et al. Association of increased postoperative opioid administration with non-small-cell lung cancer recurrence：a retrospective analysis. Br J Anaesth 2014；113：88-94.
44) Page GG, Ben-Eliyahu S, Yirmiya R, et al. Morphine attenuates surgery-induced enhancement of metastatic colonization in rats. Pain 1993；54：21-8.
45) Zylla D, Kuskowski MA, Gupta K, et al. Association of opioid requirement and cancer pain with survival in advanced non-small cell lung cancer. Br J Anaesth 2014；109-16.
46) Tsui BC, Rashiq S, Schopflocher D, et al. Epidural anesthesia and cancer recurrence rates after radical prostatectomy. Can J Anaesth 2010；57：107-12.
47) Christopherson R, James KE, Tableman M, et al. Long-term survival after colon cancer surgery：a variation associated with choice of anesthesia.
Anesth Analg 2008；107：325-32.
48) Myles PS, Peyton P, Silbert B, et al. Perioperative epidural analgesia for major abdominal surgery for cancer and recurrence-free survival：randomised trial. BMJ 2011；342：1491.
49) Moselli NM, Baricocchi E, Ribero D, et al. Intraoperative epidural analgesia prevents the early proinflammatory response to surgical trauma. Results from a prospective randomized clinical trial of intraoperative epidural versus general analgesia. Ann Surg Oncol 2011；18：2722-31.
50) Deegan CA, Murray D, Doran P, et al. Anesthetic technique and the cytokine and matrix metalloproteinase response to primary breast cancer surgery. Reg Anesth Pain Med 2010；35：490-5.
51) Muller-Edenborn B, Roth-Z'graggen B, Bartnicka K, et al. Volatile anesthetics reduce invasion of colorectal cancer cells through down-regulation of matrix metalloproteinase-9. Anesthesiology 2012；117：293-301.
52) Wei GH, Zhang J, Liao DQ, et al. The common anesthetic, sevoflurane, induces apoptosis in A549 lung alveolar epithelial cells. Mol Med Rep 2014；9：197-203.
53) Liang H, Gu M, Yang C, et al. Sevoflurane inhibits invasion and migration of lung cancer cells by inactivating the p38 MAPK signaling pathway. J Anesth 2012；26：381-92.
54) Ecimovic P, McHugh B, Murray D, et al. Effects of sevoflurane on breast cancer cell function *in vitro*. Anticancer Res 2013；33：4255-60.
55) Shi QY, Zhang SJ, Liu L, et al. Sevoflurane promotes the expansion of glioma stem cells through activation of hypoxia-inducible factors *in vitro*. Br J Anaesth 2015；114：825-30.
56) Kvolik S, Dobrosevic B, Marczi S, et al. Different apoptosis ratios and gene expressions in two human cell lines after sevoflurane anaesthesia. Acta Anaesthesiol Scand 2009；53：1192-9.
57) Kvolik S, Glavas-Obrovac L, Bares V, et al. Effects of inhalation anesthetics halothane, sevoflurane, and isoflurane on human cell lines. Life Sci 2005；77：2369-83.
58) Luo X, Zhao H, Hennah L, et al. Impact of isoflurane on malignant capability of ovarian cancer *in vitro*. Br J Anaesth 2015；114：831-9.

59) Benzonana LL, Perry NJ, Watts HR, et al. Isoflurane, a commonly used volatile anesthetic, enhances renal cancer growth and malignant potential via the hypoxia-inducible factor cellular signaling pathway *in vitro*. Anesthesiology 2013；119：593-605.
60) Kawaraguchi Y, Horikawa YT, Murphy AN, et al. Volatile anesthetics protect cancer cells against tumor necrosis factor-related apoptosis-inducing ligand-induced apoptosis via caveolins. Anesthesiology 2011；115：499-508.
61) Xie Z, Dong Y, Maeda U, et al. The inhalation anesthetic isoflurane induces a vicious cycle of apoptosis and amyloid beta-protein accumulation. J Neurosci 2007；27：1247-54.
62) Xie Z, Dong Y, Maeda U, et al. The common inhalation anesthetic isoflurane induces apoptosis and increases amyloid beta protein levels. Anesthesiology 2006；104：988-94.
63) Loop T, Dovi-Akue D, Frick M, et al. Volatile anesthetics induce caspase-dependent, mitochondria-mediated apoptosis in human T lymphocytes *in vitro*. Anesthesiology 2005；102：1147-57.
64) Wada H, Seki S, Takahashi T, et al. Combined spinal and general anesthesia attenuates liver metastasis by preserving TH1/TH2 cytokine balance. Anesthesiology 2007；106：499-506.
65) Bar-Yosef S, Melamed R, Page GG, et al. Attenuation of the tumor-promoting effect of surgery by spinal blockade in rats. Anesthesiology 2001；94：1066-73.
66) Gupta K, Kshirsagar S, Chang L, et al. Morphine stimulates angiogenesis by activating proangiogenic and survival-promoting signaling and promotes breast tumor growth. Cancer Res 2002；62：4491-8.
67) Farooqui M, Li Y, Rogers T, et al. COX-2 inhibitor celecoxib prevents chronic morphine-induced promotion of angiogenesis, tumour growth, metastasis and mortality, without compromising analgesia. Br J Cancer 2007；97：1523-31.
68) Ustun F, Durmus-Altun G, Altaner S, et al. Evaluation of morphine effect on tumour angiogenesis in mouse breast tumour model, EATC. Med Oncol 2010；1264-72.
69) Koodie L, Ramakrishnan S, Roy S. Morphine suppresses tumor angiogenesis through a HIF-1α/p38MAPK pathway. Am J Pathol 2010；177：984-97.

（丹羽　英智）

3 麻酔と炎症

はじめに

周術期には手術侵襲を含め不安や緊張などのストレスが生体に加わる。ストレスは生体にとって有害であり、刺激に応じて神経系、内分泌系や免疫系などが複雑に関係して生体反応が生じる。過剰な生体反応は全身性炎症反応症候群（SIRS）や免疫抑制を引き起こし、術後の感染症の合併や悪性疾患の再発・増悪などに関与する可能性がある。そうした背景を踏まえ、近年では麻酔管理の目的は、鎮痛、鎮静、筋弛緩だけでなく、手術侵襲に対する生体反応の制御も含まれる。本章では各種麻酔薬の炎症への作用について概説する。

A 各種麻酔薬と炎症

1 吸入麻酔薬

揮発性吸入麻酔薬は、抗炎症効果があるとする報告と、逆に炎症を悪化させるとする報告がある。このため、本項では双方の紹介をする。

1）抗炎症効果

a. 循環器への影響

揮発性麻酔薬による心筋保護作用の作用機序に抗炎症作用も指摘されている。好中球と血管内皮の相互関係が心筋再灌流傷害の病態生理に重要な役割を果たしていることは以前より知られている。揮発性麻酔薬は白血球と血管内皮細胞の相互関係を抑制し、炎症部位での白血球の集積を抑制する。ラットの摘出心を用いた研究では、イソフルランとセボフルランはそれぞれ血小板活性化因子（platelet activating factor：PAF）で活性化された好中球を灌流液に加えて誘発する心臓収縮機能障害を抑制して心筋保護効果を示された[1]。また、イソフルランやセボフルランを前投与するとPAFで刺激された好中球が摘出心に取り込まれる割合が有意に減少し、心筋内の好中球集積の指標となるミエロペルオキシダーゼ活性も有意に減弱したことも示された。さらには、胸部大動脈の組織標本から、揮発性麻酔薬の投与は好中球の血管への接着を抑制することも示した。以上の結果から、活性化した好中球により誘発される心筋傷害を揮発性麻酔薬が保護する機序に、好中球の血管内皮への接着の抑制効果が関連していることが示唆された。

臨床研究では、オフポンプ冠動脈バイパス術（off pump coronary artery bypass grafting：OPCAB）で、セボフルラン群がプロポフォール群に比較して周術期のトロポニンI値とC反応性タンパク（C-reactive protein：CRP）は有意に低く、IL-6は有意に高かった（図1）[2]。また、人工心肺下冠動脈バイパス術（on pump coronary artery bypass grafting：CABG）患者200人をプロポフォール群、人工心肺までセボフルランを使用する群、人工心肺後のみセボフルランを使用する群、胸骨正中切開後最後までセボフルランを使用する群の4群に分け、周術期のトロポニンI、心機能、ICU滞在時間、在院日数について比較検討したところ、胸骨正中切開後最後までセボフルランを使用した群は他の3群に比較し、トロポニンIが有意に低く、人工心肺前後で心機能が低下することなく保たれた[3]。さらに、ICU滞在時間と在院日数でも有意な短縮が得られた。

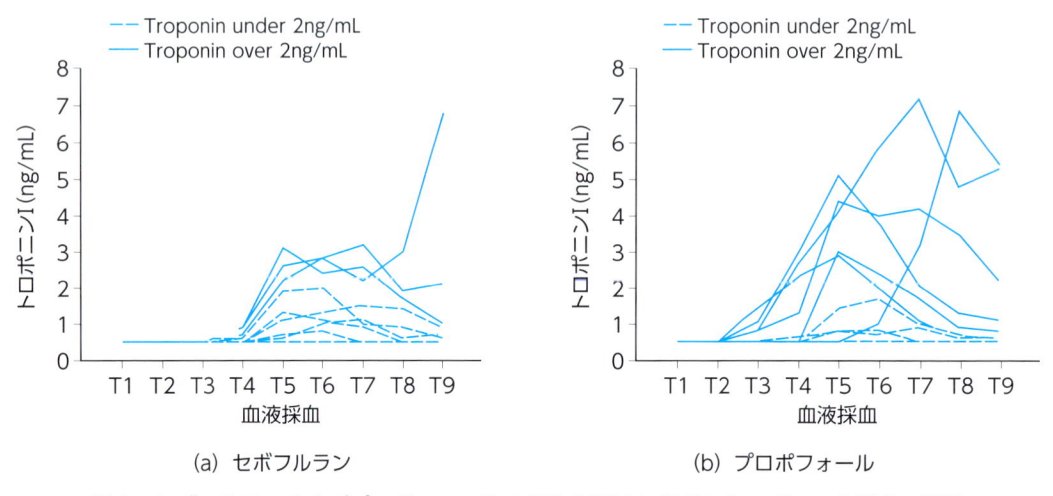

図1 セボフルランおよびプロポフォールで麻酔を受けた患者のトロポニンⅠ濃度の推移

T1：導入前，T2：虚血前，T3：再灌流後15分，T4：postanesthetic care unit（PACU）到着時，T5：PACU 到着後3時間，T6：PACU 到着後6時間，T7：PACU 到着後12時間，T8：PACU 到着後18時間，T9：PACU 到着後24時間
(Conzen PF, Fischer S, Detter C, et al. Sevoflurane provides greater protection of the myocardium than propofol in patients undergoing off-pump coronary artery bypass surgery. Anesthesiology 2003；99：826-33 より一部改変引用)

虚血再灌流傷害は、その部位の血管も傷害することが知られている。イソフルランの前投与によって炎症性サイトカインによる血管内皮細胞や血管平滑筋細胞への傷害を軽減する[4]。ヒト臍帯静脈血管内皮細胞に TNF-α を曝露させ血管内皮細胞傷害を与えるモデルでも、TNF-α を曝露させる前にイソフルラン、キセノン、亜酸化窒素あるいはモルヒネを投与すると、細胞接着分子である intercellular adhesion molecule（ICAM）-1、vascular cell adhesion molecule（VCAM）-1 の発現が有意に抑制され、TNF-α による血管内皮細胞の傷害を軽減した[5]。

b．呼吸器への影響

さまざまな原因によって誘発される炎症は、血清中や気管支肺胞洗浄液（bronchoalveolar lavage fluid：BALF）中で炎症性サイトカインを放出させる。揮発性麻酔薬はエンドトキシンによる肺の炎症反応を抑制することが知られている。マウスにおけるエンドトキシン吸入肺傷害モデルでは、イソフルランは好中球の肺胞内および肺間質への動員を抑制し、浮腫や肺へのタンパク質漏出を抑制した[6]。

臨床研究でも、開胸手術患者をプロポフォールとデスフルラン、セボフルランの3群に分けて炎症性サイトカインを測定し比較検討したところ、換気側肺のBALF中のTNF-α、IL-8、IL-1β はプロポフォール群に比較し、デスフルラン群およびセボフルラン群で有意に低く、デスフルランとセボフルランは肺胞局所の炎症は抑える可能性が示唆された[7]。また De Conno ら[8]は、分離肺換気の前後の2回 BALF を採取してサイトカインを測定し、術後合併症についても検討した研究でも、セボフルラン群では分離肺換気の前後で TNF-α、IL-6、IL-8、monocyte chemo-tactic protein（MCP)-1 の増加が、プロポフォール群に比較し有意に少なく、術後の有害事象の発症頻度もセボフルラン群が有意に少なかった（図2）。

c．腎臓への影響

従来、揮発性吸入麻酔薬は腎毒性を有すると考えられていた。特にセボフルランはソーダライムと反応して発生するコンパウンドAの産生が腎傷害を生じる可能性が指摘されている。しかし、近年、揮発性麻酔薬は抗炎症作用を介し

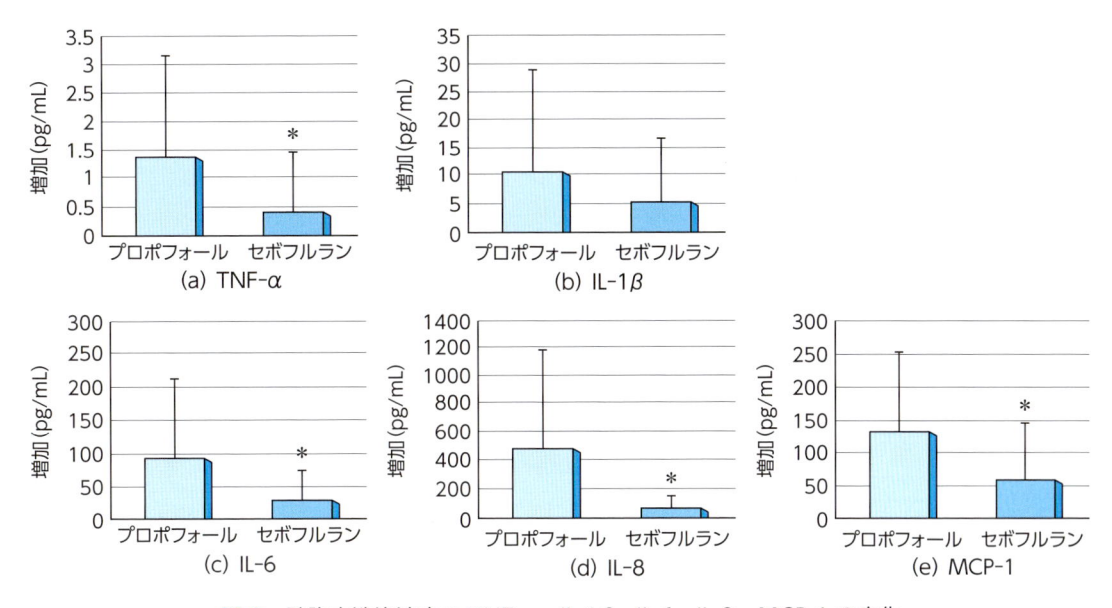

図2 肺胞内洗浄液中のTNF-α, IL-1β, IL-6, IL-8, MCP-1の変化

IL-1βを除き，セボフルラン麻酔群で有意に上昇が抑制された．
* : P<0.05 vs. プロポフォール
(De Conno E, Steurer MP, Wittlinger M, et al. Anesthetic-induced improvement of the inflammatory response to one-lung ventilation. Anesthesiology 2009 ; 110 : 1316-26 より一部改変引用)

て腎臓の虚血再灌流傷害に対し保護的に働く可能性が示唆されている。腎虚血再灌流傷害マウスモデルで、ペントバルビタールとイソフルランの2群に分けて検討した研究では、イソフルラン群で再灌流後の血清クレアチニン（Cre）値がペントバルビタール群よりも有意に減少していた[9]。さらに腎髄質の組織標本の比較ではイソフルラン群で尿細管の拡張や膨張、壊死、出血が有意に抑制されており、腎皮質でTNF-α、ICAM-1、IL-βのmRNA発現も有意に少なく、nuclear factor-kappa B（NF-κB）の発現も有意に低かった。揮発性吸入麻酔薬は、虚血性急性腎傷害から腎臓を保護するような強力な抗炎症効果、抗アポトーシス効果をもつことが、最近の基礎的な研究において示されている[10]。

2) 炎症誘発作用

20年以上前、オピオイドをあまり用いず、吸入麻酔薬中心の麻酔が普通であったころ、長時間開腹手術や開胸手術で、全身の浮腫が徐々に進行するにもかかわらず、尿量が思うように確保できないことを経験した麻酔科医は多いと思う。この原因の一つとして、吸入麻酔による間質への水分貯留効果がある（図3）[11]。血管外への漏出はすなわち炎症を意味する可能性がある。以下に、吸入麻酔薬の炎症誘発作用について述べる。

a. 呼吸器への影響

揮発性吸入麻酔薬の曝露を最も受けやすいのは、肺胞マクロファージである。ラットにおいて各種揮発性吸入麻酔薬を吸入させ、肺胞内マクロファージの炎症性サイトカインの遺伝子発現をみたところ、図4に示すようにIL-1β、MIP-2、IFN-γ、TNF-αなどの炎症性サイトカインのmRNA発現が吸入麻酔薬曝露で一様に増強した[12]。ヒツジの敗血症性肺傷害モデルを用いた研究では、イソフルラン麻酔は、無麻酔群に比べ肺胞洗浄液中の炎症細胞数を増加させ、

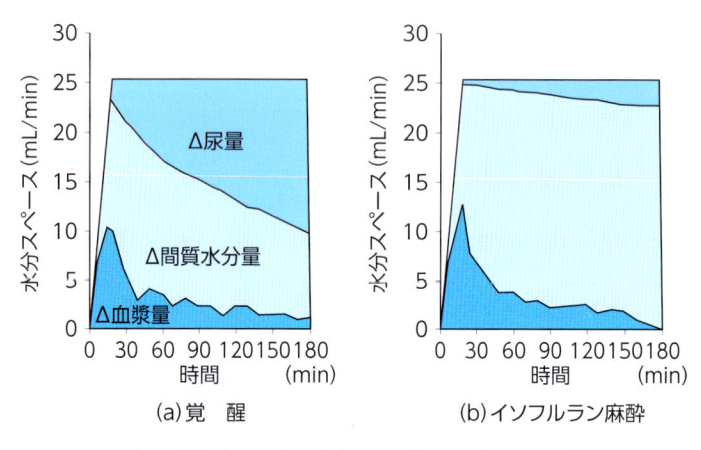

図3 イソフルラン麻酔による水分分布変化

イソフルランは尿量を減少させ，間質の水分貯留を促進する．
(Connolly CM, Kramer GC, Hahn RG, et al. Isoflurane but not mechanical ventilation promotes extravascular fluid accumulation during crystalloid volume loading. Anesthesiology 2003；98：670-81 より一部改変引用)

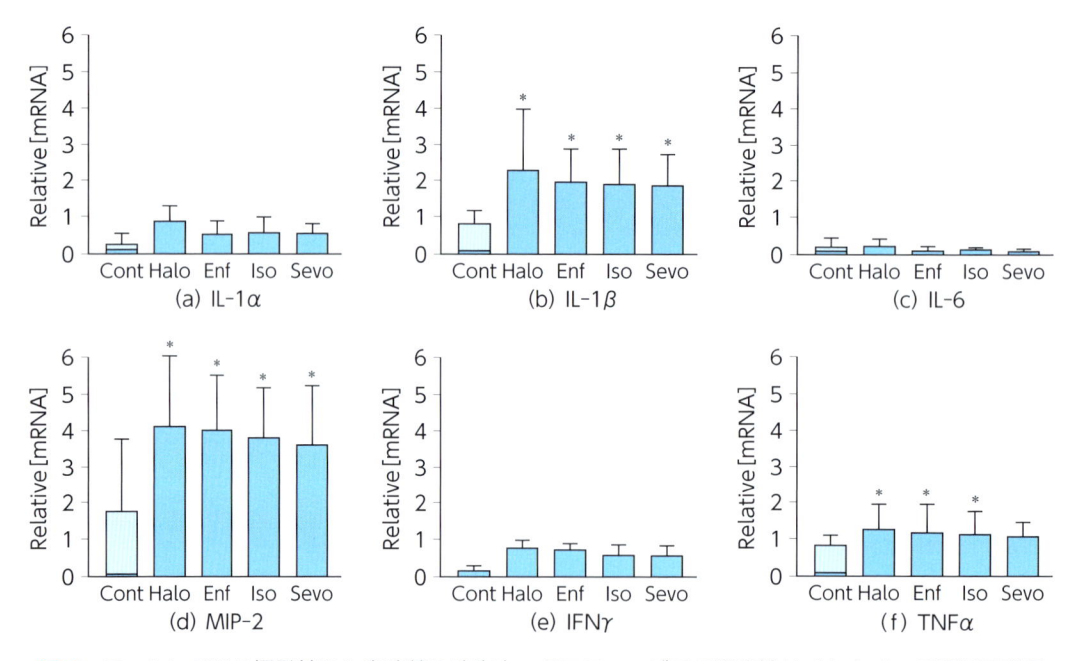

図4 ラットにおける揮発性吸入麻酔薬の肺胞内マクロファージでの炎症性サイトカインの遺伝子発現

各種揮発性吸入麻酔薬（1.5 MAC）は炎症性サイトカイン mRNA 発現を増強する．
Cont：ペントバルビタール麻酔のみ，Halo：ハロタン麻酔，Enf：エンフルラン麻酔，Iso：イソフルラン麻酔，Sevo：セボフルラン麻酔，
＊：P＜0.05 vs. Cont
(Kotani N, Takahashi S, Sessler DI, et al. Volatile anesthetics augment expression of proinflammatory cytokines in rat alveolar macrophages during mechanical ventilation. Anesthesiology 1999；91：187-97 より一部改変引用)

またミエロペルオキシダーゼ活性を増加させ、その結果タンパク漏出や肺浮腫を促進した[13]。ブタにおいて、セボフルラン、デスフルランおよびプロポフォール麻酔下に強制換気を行い、強制換気を行わないブタと比較すると、吸入麻酔薬群では肺胞洗浄液中の炎症性細胞数が増加し、カスパーゼ3の発現を増加させることで細胞死を誘導した[14]。一方、プロポフォール麻酔は影響しなかった[14]。

b. 中枢神経への影響[15]

ラットにおいて1.2%イソフルランを2時間曝露させることで、海馬においてIL-1βが増加しカスパーゼ3が活性化することで、認知機能が低下した。また、1日に2時間3日間連続で3%セボフルランに生後6日のマウスを曝露させると脳内IL-6が増加し、認知機能が障害された。これらの認知機能障害は、局所麻酔やNSAIDsなどの消炎薬により拮抗された。このため、揮発性吸入麻酔薬は神経炎症を惹起する可能性がある。その機序としては、揮発性吸入麻酔薬が脳血液関門の通過性を亢進させることで血管内物質の脳組織への透過性が増すためと$NF-\kappa B$を活性化することで炎症性サイトカインの産生を増やすことが示唆されている。

2 | 静脈麻酔薬

1) プロポフォール

プロポフォールは1974年に開発された静脈麻酔薬である。抑制性アミノ酸受容体である$GABA_A$受容体-Cl チャネル複合体を増強することで鎮静作用をもたらす。本邦では1995年に発売となり、全静脈麻酔（TIVA）の普及をもたらした。速やかな導入と覚醒が得られること、術後の悪心嘔吐の頻度が揮発性吸入麻酔薬よりも低いこと、悪性高熱発症のリスクがないこと、手術室や大気汚染が皆無であることなどの利点を有し、静脈麻酔薬として優れている。さらに、抗炎症作用をもち合わせていることも見逃すことのできない利点である。

■ In Vitro

炎症が生じると免疫細胞の過剰な活性化により組織傷害が引き起こされるが、プロポフォールは細胞遊走や貪食を抑え、$GABA_A$受容体の活性化を介して単核細胞やマクロファージによるサイトカイン合成を阻害した[16]。マクロファージにLPSを投与すると、TNF-αやIL-1β、IL-6といった炎症性サイトカインが放出されるが、プロポフォールはLPSによる炎症性サイトカイン放出を有意に抑制した[17]。さらに、プロポフォールは、マクロファージにLPSを曝露させた際の一酸化窒素（nitric oxide：NO）生成量ならびにNO合成酵素（inducible nitric oxide synthase：iNOS）の発現を有意に低下させた。

■ In Vivo

ウサギにおける敗血症性急性肺傷害モデルにおいて、プロポフォールが用量依存性に急性肺傷害スコア、肺の水分含量、気管支肺胞洗浄液中の白血球数を有意に低下させた[18]。またラットにおける敗血症性肝傷害モデルで、肝逸脱酵素であるグルタミン酸オキサロ酢酸トランスアミナーゼ（glutamic oxaloacetic transaminase：GOT）、グルタミン酸ピルビン酸トランスアミナーゼ（glutamic pyruvic transaminase：GPT）上昇をプロポフォールが有意に抑制した[19]。さらに、プロポフォールの投与により敗血症ラットの生存率も改善した（図5）。

2) ケタミン

ケタミンはNMDA受容体の拮抗および下行抑制系の賦活を介しさまざまな薬理学作用を有するユニークな薬物である[20]。肝臓で代謝され、代謝産物であるノルケタミンは鎮痛効果を有し術後24時間かけて徐々に排泄される[21]。単独で使用されることは少ないが、ケタミンの

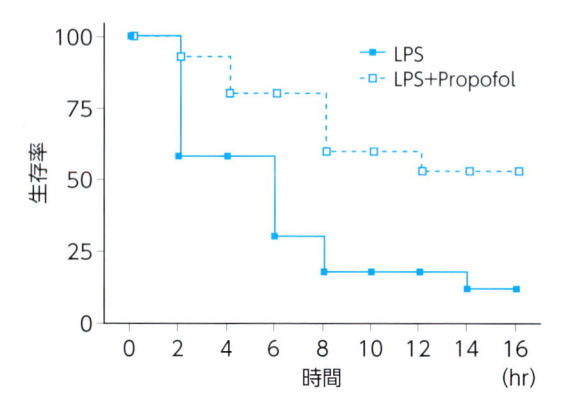

図5 プロポフォールによる敗血症ラットの生存率改善効果

プロポフォールは敗血症ラットの生存率を改善させる.
(Tsao CM, Ho ST, Chen A, et al. Propofol ameliorates liver dysfunction and inhibits aortic superoxide level in conscious rats with endotoxic shock. Eur J Pharmacol 2003 ; 477 : 183-93 より一部改変引用)

もつオピオイドによる痛覚過敏の抑制[22]や抗シバリング作用[23]が注目され、ケタミンの有用性が見直されてきている。ケタミンの有する抗炎症作用についてはよく研究されており、抗炎症効果の証明とその機序解明がなされてきた。

■ *In Vitro*[24]
❶ 炎症細胞での検討

マウスの活性マクロファージ細胞株であるRaw 264.7 を用いた研究において、ケタミンはLPS の LPS 結合タンパクへの親和性を阻害し、LPS によるマクロファージ活性化における主要受容体である Toll 様受容体 4（toll-like receptor-4：TLR-4）を介した c-Jun N-terminal kinase、Ras protein、Raf kinase、mitogen-activated protein kinase（MEK）1/2、extracellular signal-regulated kinase（ERK）1/2、inhibitor κB kinase（IKK）などのリン酸化を抑制したり、NF-κB およびアクチベータータンパク質 1（activator protein 1：AP-1）などの転写因子を抑制することで、LPS による IL-1β、IL-6 や TNF-α などの炎症性サイトカインの遺伝子発現を抑制するとされる。また、リポタイコ酸による IL-6 や TNF-α などの炎症性サイトカインの遺伝子発現と酸化ストレス反応も、ケタミンが TLR-2 を介した ERK1/2 リン酸化、NF-κB を制御することで、抑制するとの報告がある。また、メチシリン耐性黄色ブドウ球菌株曝露による TNF-α 分泌をケタミンおよび NMDA 受容体拮抗薬（MK-801 と APV）が抑制する。さらに、NMDA を加えることで TNF-α 分泌が増強することから、ケタミンのマクロファージからの TNF-α 分泌機序に NMDA 受容体が関与していることが示唆されている。一方、ケタミンが濃度依存性に白血球上の NF-κB や AP-1 を抑制して IL-8 の産生や好中球上の CD11b と CD16 の発現を抑制するが、その機序に NMDA 受容体やオピオイド受容体は関与しないとする報告もある（図6）。

❷ 神経細胞での検討

神経細胞を用いた研究においても類似の結果が報告されている。ミクログリア細胞を用いた研究では、LPS による炎症性サイトカイン（TNF-α、IL-6）放出に対するケタミンの抑制効果は、TLR-2 のダウンレギュレーションを介した ERK1/2 のリン酸化を抑制することにあるとする報告がある。しかし、c-Jun N-terminal kinase や MEK の抑制はないとも報告されている。星状細胞を用いた研究では、LPS によるサイトカイン放出を抑制するケタミンの効果は、TLR-4 の発現を減少させることによる NF-κB 活性の抑制であるとしている。光学異性体間での抗炎症作用の強さに違いがない。

■ *In Vivo*

われわれはラットを用いた塩酸腹膜炎モデルを作成し、ケタミンの抗炎症作用を検討したところ、ケタミンは局所に投与しても全身投与でも有意に腹膜炎部位でのタンパク漏出を抑制することからケタミンに抗炎症作用があると判断した。その後、*in vivo* でのケタミンの抗炎症効果に関する研究が多数報告されている。

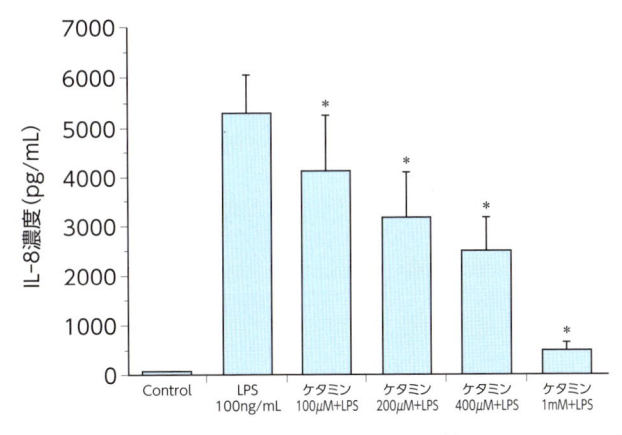

図6 リポポリサッカライドによるIL-8産生に対するケタミンの影響

ケタミンは濃度依存性にIL-8の産生を抑制する.
＊：P＜0.05 vs. LPS 100 ng/mL
(Welters ID, Hafer G, Menzebach A, et al. Ketamine inhibits transcription factors activator protein 1 and nuclear factor-κB, interleukin-8 production, as well as CD11b and CD16 expression：studies in human leukocytes and leukocytic cell lines. Anesth Analg 2010；110：934-41 より一部改変引用)

❶ 呼吸器系への作用

LPSによるラット急性肺傷害モデルでの研究では、ケタミンの腹腔内投与（50 mg/kg）によりミエロペルオキシダーゼ活性、TNF-αやIL-6などのサイトカイン産生、NF-κB活性が抑制され、肺浮腫（wet/dry weight ratio）が軽減された。肝虚血再灌流に伴うウサギ肺傷害モデルでも、ケタミン（0.5 mg/kg）の虚血前投与がTNF-α発現遺伝子、ICAM-1、NF-κB、好中球の肺への集積を抑制することで肺傷害を軽減した。さらに、ラットにおける卵白アルブミン誘発喘息モデルにおいて、ケタミン吸入は気道過敏性、気道炎症、炎症細胞浸潤を抑制する。

❷ 循環器系への作用

ラットにおいて、LPS投与によるTNF-αやIL-6などのサイトカイン濃度上昇は、ケタミン（10 mg/kg/hr）前投薬により抑えられ、低血圧、心拍数低下、アシドーシスも強く抑制されることで生存率が大きく改善した（図7）。盲腸結紮穿刺による敗血症モデルマウスにおいても、ケタミン（50 mg/kg＋10 mg/kg/hr）が

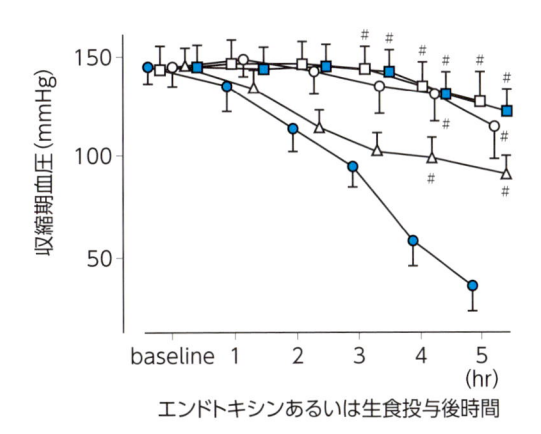

図7 敗血症性ショックの血圧に対するケタミンの効果

ケタミンはエンドトキシン投与による血圧低下を抑制する。
●：エンドトキシン投与群，■：生食群（対照群），□：ケタミン投与群，○：ケタミン前投与＋エンドトキシン投与群，△：エンドトキシン投与＋ケタミン後投与群，＃：P＜0.05 vs. エンドトキシン投与群
(Taniguchi T, Shibata K, Yamamoto K. Ketamine inhibits endotoxin-induced shock in rats. Anesthesiology 2001；95：928-32 より一部改変引用)

TNF-αやIL-6などのサイトカイン濃度上昇を抑制し、血圧低下も抑制した。グラム陰性桿菌によるラット敗血症モデルでも、ケタミン（50 mg/kg）の腹腔内投与が炎症性サイトカインの上昇を抑制し生存率を改善させ、生存率はケタミン投与量に依存して改善し、その機序としてケタミン投与によるアデノシンの分泌増加が挙げられた。しかしながら、この研究を行ったグループが、熱傷や出血性ショックにおけるケタミンの生存率改善効果を検討したが、生存率の改善は認めなかった。ただし、これらの病態に敗血症を加えた場合には、ケタミンは生存率または生存時間を改善させた。

❸ 消化器系への作用

敗血症による肝傷害モデルで、ケタミン（70 mg/kg）の腹腔内投与はLPS投与による血清肝逸脱酵素の上昇を有意に抑制した。この機序として、ケタミンがNF-κBの結合活性を抑制することで、シクロオキシゲナーゼ2（cyclooxygenase-2：COX-2）やiNOSの発現を抑制するためとしている。この研究で、イソフルランでも同様の効果を検討したが、イソフルランは肝傷害を改善しなかった。腸管の虚血再灌流傷害では、粘膜傷害、白血球浸潤、血清P-セクレチンおよびICAM-1の上昇、アンチトロンビンⅢの消耗、腸間膜神経節形態変化が生じる。Guzman-De La Gazraらは、腸管の虚血再灌流時にケタミンがICAM-1以外のすべての傷害因子を用量依存的に抑制することを報告した。

■ 臨床研究

❶ 弘前大学麻酔科学講座における検討

侵襲の指標として血漿カテコールアミン値、炎症の指標としてIL-6値で両者の相関をみると有意な正の相関を示す。つまり、手術の侵襲度に応じて炎症は増強することを示している、侵襲度の強い食道がん手術、人工心肺下手術では、全身性炎症反応症候群（SIRS）が生じるため、当講座では、これらの侵襲の大きい手術でケタミンの抗炎症効果に関して臨床検討を行ってきた。人工心肺下冠動脈再建術において、ケタミンを中心としたTIVAとイソフルラン麻酔とを後ろ向きに比較したところ、TIVA群で術後の水分バランスは有意に改善し、カテコールアミン使用量も有意に少なかった。また、食道がん手術を中心とした10時間以上の全身麻酔症例でも、TIVA群はエンフルラン麻酔群に比べ有意に尿量を良好に保ち、術後の肝機能傷害も抑制した。食道がん術後の血漿肝逸脱酵素の上昇は術後SIRSに伴うものであり、ケタミン麻酔による抗炎症効果が術後の血漿肝逸脱酵素の上昇を抑制したと思われる。

❷ 他施設における検討

臨床におけるケタミンの抗炎症効果に関して、6つの臨床研究（n＝331、心臓手術4研究、開腹手術2研究）を対象として、術後の血漿IL-6濃度を指標としてメタ解析を行った結果では、ケタミンは有意にIL-6濃度を低下させたため、臨床的にも抗炎症効果があることが示唆された。また、人工心肺下心臓手術後のせん妄の頻度に関しても、ケタミン（0.5 mg/kg iv）を麻酔導入時に使用することで有意に減少した。さらに、CABG患者を対象にS（＋）ケタミンを用いたTIVAとケタミンの代わりにスフェンタニルを用いたTIVAで血漿サイトカイン濃度を比較検討した結果、S（＋）ケタミンTIVA群はスフェンタニルTIVA群に比較して有意に炎症性サイトカイン濃度を抑制し、逆に抗炎症性サイトカインであるIL-10濃度を上昇させた（図8）。つまり、S（＋）ケタミンが人工心肺誘発性SIRSを抑制した可能性が高い。

3）ミダゾラム

ミダゾラムはベンゾジアゼピンに含まれる鎮静薬の一つで麻酔導入・維持、集中治療における鎮静、痙攣などの中枢神経系疾患の治療など非常に幅広く使用される薬物である。古くから使用されている薬物であり、他の麻酔薬と同様に免疫修飾作用のあることが知られているが、

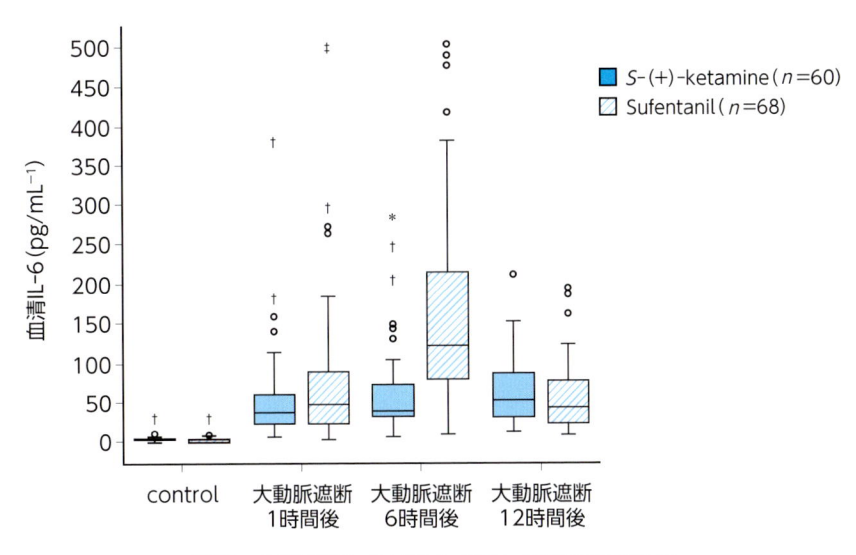

図8 心臓手術におけるケタミン持続投与の効果

ケタミンは人工心肺による炎症反応を抑制する.
*：P＜0.05 vs. sufentanil
(Welters ID, Feurer MK, Preiss V, et al. Continuous S-(+)-ketamine administration during elective coronary artery bypass graft surgery attenuates pro-inflammatory cytokine response during and after cardiopulmonary bypass. Br J Anaesth 2011；106：172-9より一部改変引用)

その詳細はいまだ不明な点も多い.

ベンゾジアゼピン受容体は中枢性のベンゾジアゼピン受容体（central type benzodiazepine receptors：CBRs）と末梢性のベンゾジアゼピン受容体（peripheral type benzodiazepine receptors：PBRs）に分類され、前者は$GABA_A$受容体と結合するが、後者は結合しないという特徴をもつ[25,26]。ミダゾラムの鎮静効果はCBRsを介して生じるが、CBRsは中枢神経系のみに存在する[25]。一方、PBRsは腎臓や、内分泌臓器、単球といった多くの末梢組織や細胞に存在することが知られており、ヒトの脳にはわずかに発現しているのみであるが、炎症や脳傷害などグリア細胞の活性化が生じる病態になるとアストロサイトとミクログリアにPBRsの発現が増加する。PBRsは細胞増殖、免疫修飾、ステロイド産生、プログラム細胞死などを調節する機能を有するとされ[25,26]、LPSが誘発する一酸化炭素やTNF-αの放出を、PBRsを介して抑制することが報告されている[27]。静脈麻酔薬として用いられるベンゾジアゼピンであるミダゾラムは、ベンゾジアゼピン受容体を介さずにヒトの末梢血中の単核細胞におけるIL-6 mRNAの発現を阻害したり[28]、マウスのグリア細胞でのIL-6の放出をIL-1βを介して抑制するとの報告がある（図9）[29]。以上のことから、ミダゾラムが複数の機序により抗炎症効果を示す可能性がある。

3 | 局所麻酔薬

低用量のリドカイン静注が痛覚過敏の抑制や抗炎症作用をもつことが報告されている[30,31]。抗炎症作用は特に多形核白血球（polymorphonuclear leukocyte：PMN）への影響に起因すると報告されているが、これらの細胞がナトリウムチャネルを発現していないため[32]、抗炎症作用がナトリウムチャネルを介さない効果であると考えられている[30]。

1）肺傷害に対する効果

PMNは肺傷害の病態生理に重要な役割を果

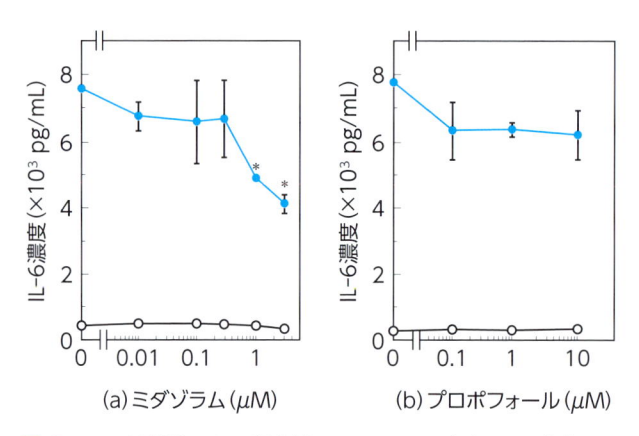

図9 IL-1β誘発による炎症性サイトカイン産生へミダゾラムあるいはプロポフォールが与える影響

ミダゾラムはIL-6産生を抑制する．
＊：P＜0.05 vs. IL-1β投与のみによるIL-6濃度
(Tanabe K, Kozawa, Iida H. Midazolam suppresses interleukin-1 β-induced interleukin-6 release from rat glial cells. J Neuroinflammation 2011；8：68より一部改変引用)

たしている。サイトカインが増加すると接着分子が増加し、肺へのPMNの集積が生じ、PMNの接着が微小血管の血管透過性に関与する。酸によるウサギの肺傷害モデルでは、リドカインの投与を行い肺へのPMNの集積が抑制され肺傷害が軽減された[33]。この機序としては、リドカインによりフリーラジカルの産生が抑制され、血管内皮細胞の傷害が軽減、肺水腫が減少したものと考えられた。さらに、リドカインはIL-1やIL-6、IL-8、ICAM-1の活性化を抑制し、抗炎症作用を有するとの報告がある[34,35]。一方、食道手術や肺手術における臨床研究では、術後のIL-6が腹部外科手術に比較して高値を示し、その原因が片肺換気にある可能性が示唆されている[36]。ブタでの炎症に対する片肺換気の影響に関する研究では、片肺換気はBAL中および血清中、肺組織中のTNF-αを増加させ肺傷害を来した[37]。さらにIL-1βやNF-κB、単球走化性因子1（monocyte chemoattractant protein-1：MCP-1）といった炎症性サイトカインの上昇、カスパーゼ3やカスパーゼ9、Bcl-2結合Xタンパク質（Bcl-2-associated X protein：BAX）などのアポトーシスマーカーの上昇も報告した。これに対して、リドカイン（1.5 mg/kg/hr）の持続静注によりTNF-αが減少したり、その他の炎症性サイトカインやアポトーシスマーカーも減少することから、リドカインが炎症性サイトカインの発現と肺のアポトーシスを抑制することで片肺換気による肺傷害を予防する可能性が示唆された。また、ウサギでの急性肺傷害モデルを用いた検討では、リドカイン静注が急性肺傷害を軽減した[38,39]。健康なマウスの人工呼吸中に、リドカイン静注を行いサイトカインの測定をしたところ、リドカインにより抗炎症サイトカインであるIL-10が肺内および血漿中で高値を示し、その他の向炎症性サイトカインやICAM-1には有意な変化がなかった[40]。

2）肺以外での抗炎症作用

臨床研究においても、静注あるいは硬膜外鎮痛で使用したリドカインが腹部手術後の炎症反応（IL-6やIL-8、IL-1受容体アンタゴニスト）を抑制したとの報告（図10）[41〜43]があり、リドカインの全身投与によりさまざまな手術で抗炎症作用が期待できる[44]。

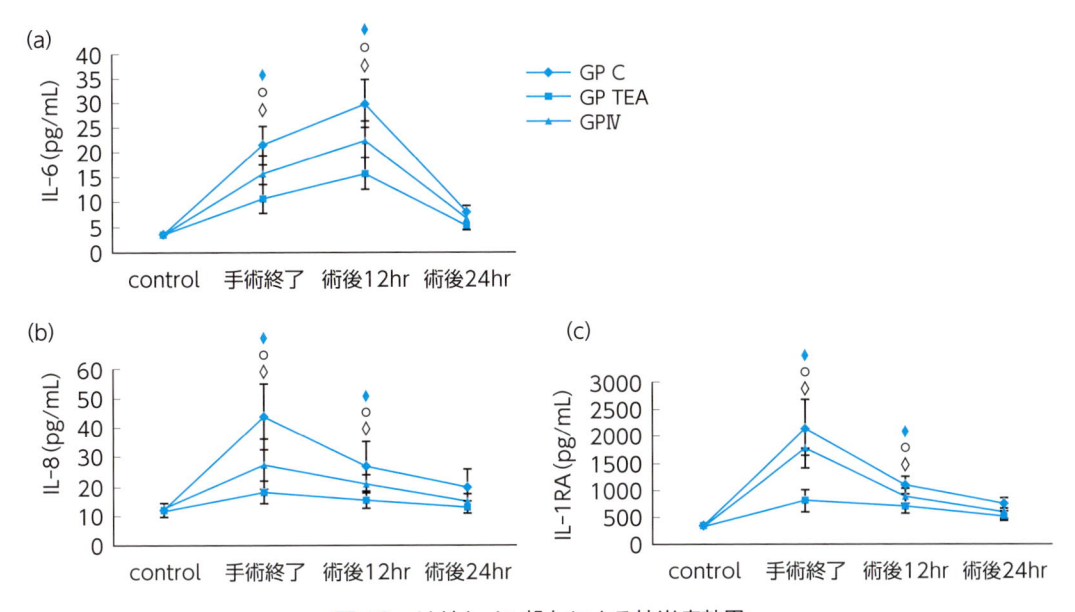

図10 リドカイン投与による抗炎症効果

GP TEA：硬膜外リドカイン群（硬膜外チューブよりリドカイン 2 mg/kg→3 mg/kg/hr）
GP Ⅳ：静注リドカイン群（同量のリドカインを静注）
GP C：コントロール群（同量の生理食塩液を静注，硬膜外投与）
◆：P＜0.01 GP TEA vs. GP Ⅳ and GP C, ○：P＜0.01 GP Ⅳ vs. GP C, ◇：P＜0.01 GP TEA vs. GP Ⅳ
(Kuo CP, Jao SW, Chen KM, et al. Comparison of the effects of thoracic epidural analgesia and i.v. infusion with lidocaine on cytokine response, postoperative pain and bowel function in patients undergoing colonic surgery. Br J Anaesth 2006；97：640-6 一部改変引用)

4 オピオイド

　オピオイドは疼痛制御における柱であり、周術期疼痛管理において非常に重要な薬物である。外科的侵襲（ストレス）部位からの疼痛刺激は、末梢神経を伝導して脊髄後角へ入力されて、シナプスを介して視床下部へと伝達され、その視床下部から下行性の神経内分泌反応（視床下部-下垂体-副腎皮質系）を活性化するとともに交感神経系を活性化して、免疫能を低下させる[45,46]。また、急性痛は natural killer（NK）細胞機能を抑制し、腫瘍増大を促進させるため[47]、優れた鎮痛は外科的侵襲に伴う免疫抑制を軽減できると考えられる。

　一方、オピオイド自体にも直接的に自然免疫系および獲得免疫系の細胞機能を抑制する作用があることが知られている[48]。1979年、Wybranら[49]により、オピオイドが免疫系へ直接影響を及ぼすことが初めて報告された。詳細な機序は現時点においても不明であるが、ナロキソンにより免疫抑制作用が拮抗され、μオピオイド受容体ノックアウトマウスでは免疫抑制が生じないことが分かっており、μオピオイド受容体を介する作用であることが推測されている[50]。自然免疫系細胞機能の抑制には好中球や単球の遊走能や貪食作用の抑制、NK活性の抑制があり、獲得免疫系細胞の抑制にはリンパ球増殖能による炎症性サイトカイン産生の抑制がある。特にモルヒネは強い免疫抑制作用があり、細胞性および液性免疫の両方を抑制することが知られている[51]。実際、モルヒネは用量依存性にNK細胞の細胞毒性を抑制し[52]、モルヒネを用いない鎮痛法のほうが、NK細胞の機能を維持し腫瘍の増大を抑制できるとの報告もある[53]。一方、同じオピオイドでもフェンタニルは免疫抑制作用を有さず、むしろNK活性を増

強する、NK細胞数を増加するとする報告もある[54]。この違いはフェンタニルが免疫細胞のμ3受容体と結合しないためではないかと考えられている。しかしながら、周術期のフェンタニルの使用により術後のNK細胞の細胞毒性が抑制され、フェンタニルの投与量が多いほうがその効果が遷延するとの報告もある[55]。フェンタニル以外の類縁合成オピオイド（スフェンタニル、レミフェンタニルなど）は、一般に免疫抑制作用はモルヒネよりも弱いと考えられており、トラマドールでは、ヒトとげっ歯類のNK細胞機能を亢進させることも示されている[56]。以上のことから、手術の内容（腫瘍の有無、種類）やオピオイドの投与方法について今後さらなる検討が必要と考えられる。

B 各種麻酔法と炎症

1 全身麻酔-オピオイド

モルヒネやフェンタニル、レミフェンタニルを併用したバランス麻酔は手術侵襲による炎症反応を抑制する。Crozierら[57]は、子宮摘出術の患者を対象としてイソフルランに亜酸化窒素を併用した群とプロポフォールにアルフェンタニルを併用した群でIL-1βとIL-6、コルチゾール、プロラクチンの周術期の変化を測定したところ、プロポフォールにアルフェンタニルを併用した群のほうがIL-6の最高値が低く、最高値に達するまでの時間も有意に長いことを報告した。Taylorら[58]は、子宮摘出術患者を対象としてフェンタニルの投与量の違い（3 μg/kg vs. 15 μg/kg）によるIL-6値について検討したが、両群に有意差は認めなかったと報告した。一方、Gieseckeら[59]は、胆嚢摘出術患者を対象としてフェンタニルの投与量（100 μg/kg vs. 5 μg/kg）の違いによるコルチゾールや成長ホルモン、遊離脂肪酸、アドレナリンなどについて検討を行い、高用量群ではコルチゾールとアドレナリンの血中濃度が低用量群に比較し有意に低かったと報告している。こうした結果の違いは手術内容の違いのほか、フェンタニルにより手術ストレスを十分に遮断するには中等量では不十分で高用量を必要とすることを示している可能性もある。

モルヒネは前項で示したように、免疫系細胞や炎症性サイトカインへの影響がフェンタニルよりも大きく、手術侵襲による炎症反応の抑制にモルヒネが有利に働くと考えることもできる。Murphyら[60]は、人工心肺を使用した心臓手術患者を対象として、イソフルランを用いてモルヒネ（40 mg）群とフェンタニル（1,000 mcg）群とに分け、血清IL-6とIL-8、好中球接着因子（CD11a、CD11b、CD11c、CD18）を炎症反応の指標として周術期に測定し、術後ICUで深部体温を測定し高体温の頻度についても検討した。IL-6とIL-8は全症例で人工心肺後に上昇したが、人工心肺後3時間と24時間のIL-6の上昇はフェンタニル群に比較しモルヒネ群で有意に抑制され、CD11bとCD18の発現もモルヒネ群で有意に抑制されていたと報告した（図11）。また術後の高体温（>38℃）の頻度はフェンタニル群が有意に高いことも報告した。以上よりモルヒネはフェンタニルに比較し人工心肺を用いた心臓手術におけるさまざまな炎症反応を抑制すると結論づけている。Winterhalterら[61]は、冠動脈バイパス術患者を対象として、レミフェンタニル群とフェンタニル群に分けて周術期のストレスホルモン（エピネフリンやノルエピネフリン、抗利尿ホルモン、コルチゾールなど）と炎症性サイトカイン（IL-6、IL-8、TNF-αなど）を測定し、比較検討した。人工心肺開始後30分のストレスホルモンはフェンタニル群に比較しレミフェンタニル群で有意に低く、周術期のTNF-αやIL-6、IL-8も同様の結果を示したと報告している。

一方、全身麻酔やレミフェンタニルの使用が、手術部位感染（surgical site infection：SSI）を増加させるとする報告もある。Inagiら[62]は、

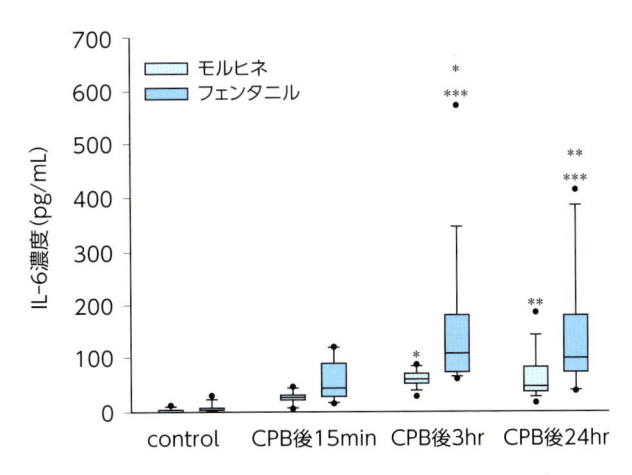

図11 人工心肺による炎症性サイトカイン産生にオピオイドが与える影響

*：P＜0.05 vs. control and CPB後15 min，**：P＜0.05 vs. control，
***：P＜0.05 vs. モルヒネ
(Murphy GS, Szokol JW, Marymont JH, et al. The effects of morphine and fentanyl on the inflammatory response to cardiopulmonary bypass in patients undergoing elective coronary artery bypass graft surgery. Anesth Analg 2007；104：1334-42 より一部改変引用)

結腸直腸手術患者を対象にフェンタニル群とレミフェンタニル群に分けSSIの頻度について比較検討を行った。レミフェンタニル群はフェンタニル群に比較しSSIが増加する（16％ vs. 3％、P＝0.029）と報告し、その原因にはレミフェンタニルによる免疫抑制あるいはオピオイド離脱症状が誘発する免疫抑制にあると考察している。

以上に示した報告からも分かるように、手術侵襲による免疫抑制とオピオイドによる抗炎症作用あるいは免疫抑制作用のバランスは非常に複雑である。麻酔科医のオピオイドに対する理解は患者の予後に影響しうるということを念頭にいれ、麻酔管理にあたる必要がある。

2 全身麻酔-区域麻酔

区域麻酔による抗炎症作用のメカニズムとしてはC線維の遮断[63]、炎症性サイトカインの産生抑制[64]、交感神経の遮断[65]などが考えられている。術後痛は組織の炎症とC線維の活性化が主な要因であるため、炎症性サイトカイン産生抑制がもたらす術後の炎症反応と術後痛への影響は限定的なものと考えられるが、炎症性サイトカインは痛覚過敏の要因となる[66]とされており、そのコントロールも重要となる。

1）硬膜外鎮痛併用

全身麻酔と硬膜外鎮痛の併用が下腹部手術におけるストレス反応を抑制することが知られている。Hongら[67]は、開腹前立腺全摘術患者を対象として硬膜外鎮痛によるストレスホルモンへの影響を検討した。プロポフォールとレミフェンタニル、ロクロニウムを用いた全身麻酔を行い、硬膜外カテーテルから生理食塩液を投与した患者（C群）とロピバカインを投与した患者（R群）、ロピバカインとスフェンタニルを投与した患者（RS群）の3群に分け、周術期の血糖、インスリン、コルチゾール、エピネフリン、ノルエピネフリン、プロラクチンを測定した。コルチゾールはC群で有意に増加したが、RS群では有意に低下した。また、エピネフリンとノルエピネフリンはC群で増加したが、R群

とRS群では有意な変化はみられなかった。これらの結果より、彼らはロピバカインとスフェンタニルによる硬膜外鎮痛は最もストレス反応を軽減すると結論づけた。Fantら[68]は、開腹前立腺全摘術患者を対象として、オピオイド投与群と胸部硬膜外群とに分け、コルチゾール、血糖、インスリン、CRP、白血球数、IL-6、TNF-α、IFN-γなどを測定した。コルチゾールと血糖はオピオイド投与群で有意に高かったが、IL-6とTNF-αでは有意差を認めなかった。以上の結果より硬膜外鎮痛は術後早期のストレス反応を軽減するものの、急性炎症反応を軽減することはできなかったとして、これらの反応は異なる経路が関与していると結論づけている。

一方、上腹部手術における硬膜外鎮痛のストレス反応を抑制する効果は十分に示されていない。Kawasakiら[69]は、胃がん手術を受ける患者を対象として、イソフルランと亜酸化窒素を用いた全身麻酔（G群）と全身麻酔に胸部硬膜外鎮痛を併用（E群）の2群に分け、周術期のストレス反応と免疫能について検討を行った。手術ストレスにより好中球の貪食能の低下、モノサイトmCD14やHDL-DRの発現が両群で速やかに抑制されること、血清IL-10の血中濃度が有意に増加すること、これらの結果はG群とE群で有意差が認められず、硬膜外鎮痛によりTh4-S5までの広範囲な遮断を行っても免疫抑制を免れることはできなかったとしている。Yokoyamaら[70]は、食道がん患者を対象として全身麻酔（G群）と硬膜外鎮痛（2か所からカテーテル留置）を併用（E群）の2群に分け、血清ストレスホルモン、サイトカイン、CRP、白血球数などについて周術期に測定検討した。G群ではエピネフリン、ノルエピネフリンはE群に比較し有意に増加したが、その他のストレスホルモンやサイトカインに群間差は得られなかったと報告しており、食道がん手術では広範な硬膜外鎮痛（C3-L2）でも免疫機能低下や急性炎症反応を抑制することができないと結論づけている。

Palomeroら[71]は、人工心肺を使用した冠動脈バイパス術患者を対象として、全身麻酔（G群）と硬膜外鎮痛併用（E群）とに分け、炎症反応への影響を検討した。E群ではG群に比較し術後のCRPおよびフィブリノーゲンの上昇が軽度にとどまったが、患者のアウトカムに影響する因子（周術期合併症、トロポニンなど）については差がなかったと報告している。気管挿管時間の短縮[72,73]や術後の不整脈発症率低下[74]に硬膜外鎮痛が有用との報告も散見されている。

2）末梢神経ブロック併用

Martinら[75]は、末梢神経ブロックが膝関節全置換術に抗炎症作用を有するか検討した。彼らは単回の坐骨神経ブロックと持続大腿神経ブロックを全身麻酔に併用すると全身麻酔単独群に比較し安静時痛および体動時痛が軽減され、膝の伸展が改善され、皮膚温や膝周囲の体温が有意に低く、臨床的な炎症反応を抑制したが、滑液中および血清中のサイトカイン（IL-6、TNF-α、IL-10など）には両群に有意な差は認めなかったと報告した。Looneyら[76]は、乳がん手術患者を対象として全身麻酔単独群とプロポフォール鎮静に傍脊椎ブロックを併用した群とで術前、術後の血管内皮増殖因子C（vascular endothelial growth factor C：VEGF-C）の血中濃度を比較した。全身麻酔単独で術後にVEGF-Cが有意に増加するが、傍脊椎神経ブロックを併用した群ではVEGF-Cが増加せずにがん患者の予後に対して有利に働く可能性が示唆された（図12）。区域麻酔を全身麻酔に併用した場合には、全身麻酔薬の必要量が著しく軽減し、オピオイドによる免疫抑制の程度も軽減することが予想される。さらに術後鎮痛にも区域麻酔は有用であり、術後のオピオイドの使用量が減少することで、オピオイドの免疫抑制や腫瘍成長促進の防止にも有用であることが推測される。区域麻酔とがん患者の予後への影響については他

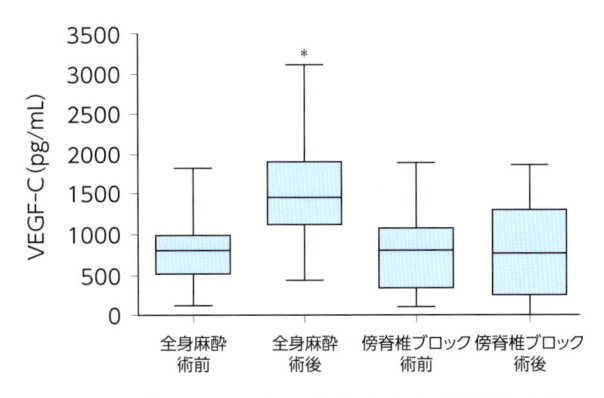

図12 乳がん手術患者の血管内皮細胞増殖因子C（VEGF-C）の変化

全身麻酔単独で術後にVFGF-Cが有意に増加するが、傍脊椎ブロックを併用した群ではVFGF-Cが増加しなかった．
＊：P＜0.01 vs. 傍脊椎神経ブロック術後
VEGF-C（vascular endothelial growth factor C）
(Looney M, Doran P, Buggy DJ. Effect of anesthetic technique on serum vascular endothelial growth factor C and transforming growth factor β in women undergoing anesthesia and surgery for breast cancer. Anesthesiology 2010；113：1118-25 より一部改変引用)

章を参照されたい。

3 区域麻酔単独

1) 硬膜外鎮痛

Yokoyama ら[77]は、術前患者を対象に硬膜外麻酔の免疫機能、ストレスホルモンへ与える影響を検討した。1％リドカイン7 mLで硬膜外麻酔を行うと、エピネフリン、ノルエピネフリン、コルチゾールの血中濃度が低下し、NK細胞の比率および活性が低下すること、それらは2時間後にはもとに戻ることを報告している。Chloropoulou ら[78]は、膝関節全置換術患者を対象として脊髄くも膜下麻酔に引き続きモルヒネで術後鎮痛を行った群（A群）と硬膜外麻酔に引き続き硬膜外鎮痛を行った群（B群）で白血球数、CRP、MCP-1、IL、TNF-α、白血球活性化因子であるCD11bとCD62Lを周術期に測定し比較検討した。白血球数やCRP、ILに有意差は認めなかったが、A群でMCP-1、単球上のCD11bは有意に増加、好中球上のCD62Lは有意に低下していた。この結果から、彼らは硬膜外麻酔後の硬膜外鎮痛は脊髄くも膜下麻酔後のオピオイド鎮痛に比較し炎症反応が軽度にとどまると結論づけている。

2) 末梢神経ブロック

Pedersen ら[79]は、伏在神経ブロックの熱損傷による痛覚過敏、皮膚紅斑、水泡形成へ与える影響について検討した。ボランティアの片側に伏在神経ブロックを行い、両側下肢に熱損傷を加え伏在神経ブロックの有無による炎症反応を比較検討した。伏在神経ブロックは皮膚紅斑や水泡形成は軽減しなかったものの、痛覚過敏を抑制したと報告し、末梢神経ブロックによる先制鎮痛の有用性を示している。

Bagry ら[80]は、膝関節全置換術患者を対象としてモルヒネを用いた patient controlled analgesia（PCA）群と0.2％アナペインを用いた持続末梢神経ブロック（腰神経叢ブロックと坐骨神経ブロック）群とに分け、術後の血糖、インスリン、コルチゾール、CRP、IL-6、白血球数

および術後痛に与える影響について検討した。持続末梢神経ブロック群で有意に術後痛が軽度であった。血糖、インスリン、コルチゾールに有意差はなかったが、CRPと白血球数は有意に持続末梢神経ブロック群で低値であった。彼らはこの結果を受け、持続末梢神経ブロックは術後の炎症反応の軽減に寄与すると結論づけている。

【文 献】

1) Hu G, Salem MR, Crystal GJ. Isoflurane and sevoflurane precondition against neutrophil-induced contractile dysfunction in isolated rat hearts. Anesthesiology 2004；100：489-97.
2) Conzen PF, Fischer S, Detter C, et al. Sevoflurane provides greater protection of the myocardium than propofol in patients undergoing off-pump coronary artery bypass surgery. Anesthesiology 2003；99：826-33.
3) De Hert SG, Van der Linden PJ, Cromheecke S, et al. Cardioprotective properties of sevoflurane in patients undergoing coronary surgery with cardiopulmonary bypass are related to the modalities of its administration. Anesthesiology 2004；101：299-310.
4) de Klaver MJ, Buckingham MG, Rich GF. Isoflurane pretreatment has immediate and delayed protective effects against cytokine-induced injury in endothelial and vascular smooth muscle cells. Anesthesiology 2003；99：896-903.
5) Weber NC, Kandler J, Schlack W, et al. Intermitted pharmacologic pretreatment by xenon, isoflurane, nitrous oxide, and the opioid morphine prevents tumor necrosis factor alpha-induced adhesion molecule expression in human umbilical vein endothelial cells. Anesthesiology 2008；108：199-207.
6) Reutershan J, Chang D, Hayes JK, et al. Protective effects of isoflurane pretreatment in endotoxin-induced lung injury. Anesthesiology 2006；104：511-7.
7) Schilling T, Kozian A, Senturk M, et al. Effects of volatile and intravenous anesthesia on the alveolar and systemic inflammatory response in thoracic surgical patients. Anesthesiology 2011；115：65-74.
8) De Conno E, Steurer MP, Wittlinger M, et al. Anesthetic-induced improvement of the inflammatory response to one-lung ventilation. Anesthesiology 2009；110：1316-26.
9) Lee HT, Kim M, Kim M, et al. Isoflurane protects against renal ischemia and reperfusion injury and modulates leukocyte infiltration in mice. Am J Physiol Renal Physiol 2007；293：F713-22.
10) Fukazawa K, Lee HT. Volatile anesthetics and AKI：risks, mechanisms, and a potential therapeutic window. J Am Soc Nephrol 2014；25：884-92.
11) Connolly CM, Kramer GC, Hahn RG, et al. Isoflurane but not mechanical ventilation promotes extravascular fluid accumulation during crystalloid volume loading. Anesthesiology 2003；98：670-81.
12) Kotani N, Takahashi S, Sessler DI, et al. Volatile anesthetics augment expression of proinflammatory cytokines in rat alveolar macrophages during mechanical ventilation. Anesthesiology 1999；91：187-97.
13) Soehnlein O, Eriksson S, Hjelmqvist H, et al. Anesthesia aggravates lung damage and precipitates hypotension in endotoxemic sheep. Shock 2010；34：412-9.
14) Kalimeris K, Christodoulaki K, Karakitsos P, et al. Influence of propofol and volatile anaesthetics on the inflammatory response in the ventilated lung. Acta Anaesthesiol Scand 2011；55：740-8.
15) Blum FE, Zuo Z. Volatile anesthetics-induced neuroinflammatory and anti-inflammatory responses. Med Gas Res 2013；3：16.
16) Shiratsuchi H, Kouatli Y, Yu GX, et al. Propofol inhibits pressure-stimulated macrophage phagocytosis via the $GABA_A$ receptor and dysregulation of p130cas phosphorylation. Am J Physiol Cell Physiol 2009；296：1400-10.
17) Chen RM, Chen TG, Chen TL, et al. Anti-inflammatory and antioxidative effects of propofol on lipopolysaccharide-activated macrophages. Ann NY Acad Sci 2005；1042：262-71.
18) Takao Y, Mikawa K, Nishina K, et al. Attenuation of acute lung injury with propofol in endotoxemia. Anesth Analg 2005；100：810-6.
19) Tsao CM, Ho ST, Chen A, et al. Propofol ameliorates liver dysfunction and inhibits aortic superoxide

level in conscious rats with endotoxic shock. Eur J Pharmacol 2003 ; 477 : 183-93.
20) Hirota K, Lambert DG. Ketamine : new uses for an old drug? Br J Aneasth 2011 ; 107 : 123-6.
21) Hiroata K, Wakayama S, Sugihara K, et al. Pharmacokinetics of ketamine during hypothermic cardiopulmonary bypass in cardiac patients. J Anesth 1995 ; 9 : 142-5.
22) Joly V, Richebe P, Guignard B, et al. Remifentanil-induced postoperative hyperalgesia and its prevention with small-dose ketamine. Anesthesiology 2005 ; 103 : 147-55.
23) Nakasuji M, Nakamura M, Imanaka N, et al. An intraoperative small dose of ketamine prevents remifentanil-induced postanesthetic shivering. Anesth Analg 2011 ; 113 : 484-7.
24) 廣田和美. ケタミンの抗炎症効果. 臨床麻酔 2013 ; 37 : 1019-27.
25) Casellas P, Galiegue S, Basile AS. Peripheral benzodiazepine receptors and mitochondrial function. Neurochem Int 2002 ; 40 : 475-86.
26) Weissman BA, Raveh L. Peripheral benzodiazepine receptors : on mice and human brain imaging. J Neurochem 2003 ; 84 : 432-7.
27) Wilms H, Claasen J, Röhl C, et al. Involvement of benzodiazepine receptors in neuroinflammatory and neurodegenerative diseases : evidence from activated microglial cells *in vitro*. Neurobiol Dis 2003 ; 14 : 417-24.
28) Miyawaki T, Sogawa N, Maeda S, et al. Effect of midazolam on interleukin-6 mRNA expression in human peripheral blood mononuclear cells in the absence of lipopolysaccharide. Cytokine 2001 ; 15 : 320-7.
29) Tanabe K, Kozawa O, Iida H. Midazolam suppresses interleukin-1β-induced interleukin-6 release from rat glial cells. J Neuroinflammation 2011 ; 8 : 68.
30) Hollmann MW, Durieux ME. Local anesthetics and the inflammatory response : a new therapeutic indication? Anesthesiology 2000 ; 93 : 858-75.
31) Koppert W, Ostermeier N, Sittl R, et al. Low-dose lidocaine reduces secondary hyperalgesia by a central mode of action. Pain 2000 ; 85 : 217-24.
32) Krause KH, Demaurex N, Jaconi M, et al. Ion channels and receptor-mediated Ca^{2+} influx in neutrophil granulocytes. Blood Cells 1993 ; 19 : 165-73.

33) Nishina K, Mikawa K, Takao Y, et al. Intravenous lidocaine attenuates acute lung injury induced by hydrochloric acid aspiration in rabbits. Anesthesiology 1998 ; 88 : 1300-9.
34) Lan W, Harmon DC, Wang JH, et al. Activated endothelial interleukin-1β, -6, and -8 concentrations and intercellular adhesion molecule-1 expression are attenuated by lidocaine. Anesth Analg 2005 ; 100 : 409-12.
35) Lan W, Harmon D, Wang JH, et al. The effect of lidocaine on neutrophil CD11b/CD18 and endothelial ICAM-1 expression and IL-1beta concentrations induced by hypoxia-reoxygenation. Eur J Anaesthesiol 2004 ; 21 : 967-72.
36) Sakamoto K, Arakawa H, Mita S, et al. Elevation of circulating interleukin 6 after surgery : factors influencing the serum level. Cytokine 1994 ; 6 : 181-6.
37) Garutti I, Rancan L, Simón C, et al. Intravenous lidocaine decreases tumor necrosis factor alpha expression both locally and systemically in pigs undergoing lung resection surgery. Anesth Analg 2014 ; 119 : 815-28.
38) Nishina K, Mikawa K, Maekawa N, et al. Does early posttreatment with lidocaine attenuate endotoxin-induced acute injury in rabbits? Anesthesiology 1995 ; 83 : 169-77.
39) Kiyonari Y, Nishina K, Mikawa K, et al. Lidocaine attenuates acute lung injury induced by a combination of phospholipase A2 and trypsin. Crit Care Med 2000 ; 28 : 484-9.
40) Van Der Wal S, Vaneker M, Steegers M, et al. Lidocaine increases the anti-inflammatory cytokine IL-10 following mechanical ventilation in healthy mice. Acta Anaesthesiol 2015 ; 59 : 47-55.
41) Kuo CP, Jao SW, Chen KM, et al. Comparison of the effects of thoracic epidural analgesia and i.v. infusion with lidocaine on cytokine response, postoperative pain and bowel function in patients undergoing colonic surgery. Br J Aneasth 2006 ; 97 : 640-6.
42) Herroeder S, Pecher S, Schönherr ME, et al. Systemic lidocaine shortens length of hospital stay after colorectal surgery : a double-blinded, randomized, placebo-controlled trial. Ann Surg 2007 ; 246 : 192-200.

43) Yardeni IZ, Beilin B, Mayburd E, et al. The effect of perioperative intravenous lidocaine on postoperative pain and immune function. Anesth Analg 2009 ; 109 : 1464-9.
44) McCarthy GC, Megalla SA, Habib AS. Impact of intravenous lidocaine infusion on postoperative analgesia and recovery from surgery : a systematic review of randomized controlled trials. Drugs 2010 ; 70 : 1149-63.
45) Thaker PH, Sood AK. Neuroendocrine influences on cancer biology. Semin Cancer Biol 2008 ; 18 : 164-70.
46) Gunnar M, Quevedo K. The neurobiology of stress and development. Annu Rev Psychol 2007 ; 58 : 145-73.
47) Page GG, Blakely WP, Ben-Eliyahu S. Evidence that postoperative pain is a mediator of the tumor-promoting effects of surgery in rats. Pain 2001 ; 90 : 191-9.
48) Eisenstein TK, Rahim RT, Feng P, et al. Effects of opioid tolerance and withdrawal on the immune system. J Neuroimmune Pharmacol 2006 ; 1 : 237-49.
49) Wybran J, Appelboom T, Famaey JP, et al. Suggestive evidence for receptors for morphine and methionine-enkephalin on normal human blood T lymphocytes. J Immunol 1979 ; 123 : 1068-70.
50) Budd K. Pain management : is opioid immunosuppression a clinical problem? Biomed Pharmacother 2006 ; 60 : 310-7.
51) Yeager MP, Colacchio TA, Yu CT, et al. Morphine inhibits spontaneous and cytokine-enhanced natural killer cell cytotoxicity in volunteers. Anesthesiology 1995 ; 83 : 500-8.
52) Beilin B, Martin FC, Shavit Y, et al. Suppression of natural killer cell activity by high-dose narcotic anesthesia in rats. Brain Behav Immun 1989 ; 3 : 129-37.
53) Gupta K, Kshirsagar S, Chang L, et al. Morphine stimulates angiogenesis by activating proangiogenic and survival-promoting signaling and promotes breast tumor growth. Cancer Res 2002 ; 62 : 4491-8.
54) Yeager MP, Procopio MA, DeLeo JA, et al. Intravenous fentanyl increases natural killer cell cytotoxicity and circulating CD16（+）lymphocytes in humans. Anesth Analg 2002 ; 94 : 94-9.
55) Beilin B, Shavit Y, Hart J, et a. Effects of anesthesia based on large versus small doses of fentanyl on natural killer cell cytotoxicity in the perioperative period. Anesth Analg 1996 ; 82 : 492-7.
56) Gaspani L, Bianchi M, Limiroli E, et al. The analgesic drug tramadol prevents the effect of surgery on natural killer cell activity and metastatic colonization in rats. J Neuroimmunol 2002 ; 129 : 18-24.
57) Crozier TA, Müller JE, Quittkat D, et al. Effect of anaesthesia on the cytokine responses to abdominal surgery. Br J Anaesth 1994 ; 72 : 280-5.
58) Taylor NM, Lacoumenta S, Hall GM. Fentanyl and the interleukin-6 response to surgery. Anaesthesia 1997 ; 52 : 112-5.
59) Giesecke K, Hamberger B, Järnberg PO, et al. High- and low-dose fentanyl anaesthesia : hormonal and metabolic responses during cholecystectomy. Br J Anaesth 1988 ; 61 : 575-82.
60) Murphy GS, Szokol JW, Marymont JH, et al. The effects of morphine and fentanyl on the inflammatory response to cardiopulmonary bypass in patients undergoing elective coronary artery bypass graft surgery. Anesth Analg 2007 ; 104 : 1334-42.
61) Winterhalter M, Brandl K, Rahe-Meyer N, et al. Endocrine stress response and inflammatory activation during CABG surgery. A randomized trial comparing remifentanil infusion to intermittent fentanyl. Eur J Anaesthesiol 2008 ; 25 : 326-35.
62) Inagi T, Suzuki M, Osumi M, et al. Remifentanil-based anaesthesia increases the incidence of postoperative surgical site infection. J Hosp Infect 2015 ; 89 : 61-8.
63) Gentili ME, Mazoit JX, Samii K K, et al. The effect of a sciatic nerve block on the development of inflammation in carrageenan injected rats. Anesth Analg 1999 ; 89 : 979-84.
64) Beilin B, Bessler H, Mayburd E, et al. Effects of preemptive analgesia on pain and cytokine production in the postoperative period. Anesthesiology 2003 ; 98 : 151-5.
65) Freise H, Daudel F, Grosserichter C, et al. Thoracic epidural anesthesia reverses sepsis-induced hepatic hyperperfusion and reduces leukocyte adhesion in septic rats. Crit Care 2009 ; 13 : R116.

66) Watkins LR, Wiertelak EP, Goehler LE, et al. Characterization of cytokine-induced hyperalgesia. Brain Res 1994 ; 654 : 15-26.
67) Hong JY, Yang SC, Yi J, et al. Epidural ropivacaine and sufentanil and the perioperative stress response after a radical retropubic prostatectomy. Acta Anaesthesiol Scand 2011 ; 55 : 282-9.
68) Fant F, Tina E, Sandblom D, et al. Thoracic epidural analgesia inhibits the neuro-hormonal but not the acute inflammatory stress response after radical retropubic prostatectomy. Br J Anaesth 2013 ; 110 : 747-57.
69) Kawasaki T, Ogata M, Kawasaki C, et al. Effects of epidural anaesthesia on surgical stress-induced immunosuppression during upper abdominal surgery. Br J Anaesth 2007 ; 98 : 196-203.
70) Yokoyama M, Itano Y, Katayama H, et al. The effects of continuous epidural anesthesia and analgesia on stress response and immune function in patients undergoing radical esophagectomy. Anesth Analg 2005 ; 101 : 1521-7.
71) Palomero Rodríguez MA, Suarez Gonzalo L, Villar Alvarez F, et al. Thoracic epidural anesthesia decreases C-reactive protein levels in patients undergoing elective coronary artery bypass graft surgery with cardiopulmonary bypass. Minerva Anestesiol 2008 ; 74 : 619-26.
72) Loick HM, Schmidt C, Van Aken H, et al. High thoracic epidural anesthesia, but not clonidine, attenuates the perioperative stress response via sympatholysis and reduces the release of troponin T in patients undergoing coronary artery bypass grafting. Anesth Analg 1999 ; 88 : 701-9.
73) Priestley MC, Cope L, Halliwell R, et al. Thoracic epidural anesthesia for cardiac surgery : the effects on tracheal intubation time and length of hospital stay. Anesth Analg 2002 ; 94 : 275-82.
74) Scott NB, Turfrey DJ, Ray DA, et al. A prospective randomized study of the potential benefits of thoracic epidural anesthesia and analgesia in patients undergoing coronary artery bypass grafting. Anesth Analg 2001 ; 93 : 528-35.
75) Martin F, Martinez V, Mazoit JX, et al. Antiinflammatory effect of peripheral nerve blocks after knee surgery : clinical and biologic evaluation. Anesthesiology 2008 ; 109 : 484-90.
76) Looney M, Doran P, Buggy DJ. Effect of anesthetic technique on serum vascular endothelial growth factor C and transforming growth factor β in women undergoing anesthesia and surgery for breast cancer. Anesthesiology 2010 ; 113 : 1118-25.
77) Yokoyama M, Itano Y, Mizobuchi S, et al. The effects of epidural block on the distribution of lymphocyte subsets and natural-killer cell activity in patients with and without pain. Anesth Analg 2001 ; 92 : 463-9.
78) Chloropoulou P, Iatrou C, Vogiatzaki T, et al. Epidural anesthesia followed by epidural analgesia produces less inflammatory response than spinal anesthesia followed by intravenous morphine analgesia in patients with total knee arthroplasty. Med Sci Monit 2013 ; 19 : 73-80.
79) Pedersen JL, Crawford ME, Dahl JB, et al. Effect of preemptive nerve block on inflammation and hyperalgesia after human thermal injury. Anesthesiology 1996 ; 84 : 1020-6.
80) Bagry H1, de la Cuadra Fontaine JC, Asenjo JF, et al. Effect of a continuous peripheral nerve block on the inflammatory response in knee arthroplasty. Reg Anesth Pain Med 2008 ; 33 : 17-23.

（斎藤　淳一、廣田　和美）

4 各種悪性腫瘍手術と麻酔管理法

A 脳外科手術

はじめに

　脳神経外科領域の腫瘍手術の麻酔管理に際しては麻酔管理一般に共通する呼吸、循環の維持に加え残存脳細胞の保護にも留意すべきである。中枢神経系は部位により担う機能が異なるため、病巣を除いた残存機能をどれだけ維持するかがQOL向上につながるからである。そのためには外科手技の改善が主題となるが、麻酔法についても以下に示すような方策が考えられる。

1 麻酔薬の脳腫瘍免疫などに関する事項 (表1)

　脳神経外科領域で広く用いられる麻酔薬は、静脈麻酔薬であるプロポフォール、各種吸入麻酔薬（セボフルラン、イソフルランなど）、オピオイドであろう。これらの麻酔薬のうちプロポフォールは免疫抑制の作用が弱いことが報告[1,2,3]されており、吸入麻酔薬より利点が多いと思われる。吸入麻酔薬は低酸素応答性転写因子（hypoxia inducible factor：HIF)-1αの発現を促し、炎症、血管新生などを介してがんの増殖を促す可能性があるという[4]。オピオイドは免疫抑性能を有するため、がんの増殖を促す可能性があるという[5]。

　手術操作自体が免疫能を抑制し[6]、がん細胞同士の癒合を促進させる。また血管内皮増殖因子（vascular endothelial growth factor：VEGF）の放出も促進させる[7]。これらは、がんの成長、転移、再発を促進する有力な因子である。一方、適切な鎮痛は周術期増殖、転移を抑制するという[8]。ただし、上記の一連の報告はいまだ確定したものではなく、麻酔と鎮痛法はがんの予後に影響する可能性はあるが、現在の方法を変えるに足る明確な根拠は乏しい[9]。Buggyら[9]の報告によれば、オピオイドのがんに対する影響についても相反する見解が出されているという。

2 麻酔管理の実際

　上記の事情を鑑み、脳腫瘍の麻酔管理において現状では脳保護をいかに行うかが要諦である。実際には脳細胞自体の保護、虚血に対する保護、適正な脳灌流圧の維持という3点を目標にする。手術操作が腫瘍細胞に及ぶため近傍の細胞の障害も免れえない。したがって、これらの細胞の保護が必要である。また腫瘍からの出血を軽減するため、血管操作を行う場合、その

表1　周術期の脳腫瘍免疫, 腫瘍細胞保護, 増殖, 再発に関与する因子

1.	プロポフォール	免疫抑制の作用が弱いことはがんの増殖を促す可能性は低い？
2.	吸入麻酔薬	Hypoxia inducible factor (HIF)-1αの発現を促進し，炎症，血管新生などを介してがんの増殖を促す可能性がある？
3.	オピオイド	免疫抑性能を有するため，がんの増殖を促す可能性がある？
4.	適切な鎮痛	免疫活性化により，周術期増殖，転移を抑制する？
5.	手術操作自体	免疫能を抑制し，がん細胞同士の癒合を促進させる．血管内皮成長因子（VEGF）の放出も促進させる．これらはがんの成長，転移，再発を促進する有力な因子である．

血管に支配される組織に阻血が生じるため「虚血」に対する保護戦略が必要である。また手術野の確保のため脳の圧排も必要であるから、それらの部位の灌流圧（cerebral perfusion pressure：CPP）を十分維持することが必要である。

1）脳細胞の保護

脳細胞自体の保護目的として代謝の抑制が試みられる。手段としては麻酔薬によるものと低体温によるものがある。現在一般的に臨床で用いられている麻酔薬の中で、完全な脳保護作用を有する全身麻酔薬はいまだに開発されていない。代表的な麻酔薬であるチオペンタールでも脳波を平坦化する程度の代謝抑制はするが、細胞自体の生存を危うくするほど代謝抑制はしない[10]。セボフルラン[11]、プロポフォールでも同様である[12]。オピオイドのうち、モルヒネを単独大量投与（1 mg/kg）すると、全体の脳血流には影響を及ぼさず脳酸素消費量が41％低下することが報告されている[13]。レミフェンタニルでは臨床的な使用法においては、脳血流量に及ぼす影響は少ないと考えられる。麻酔薬以外に脳保護作用を有する薬物は現時点では、エダラボンの類など少数である。

2）虚血に対する保護

低体温は保護作用がある[14]が、実際脳腫瘍の手術中に低体温療法を実施できる施設は限られていると思われるし、感染や出血を助長することを考えれば簡単な方法ではない。次に脳腫瘍手術中の血糖値の管理は、近年低濃度のグルコース含有細胞外液補充液が市販されたこともあり、少量のグルコース投与が主流である。これは十分根拠のある方法である。ただし、全脳虚血後の意識回復の度合いと血糖値の関連を検討した報告によれば、意識回復の度合いは血糖値が低値だった群（262±7 mg/dL）が高値だった群（341±13 mg/dL）より高かった。また、意識が回復した群の中でも、神経学的後遺症が残らなかった群（251±7 mg/dL）のほうが残った群（286±15 mg/dL）よりも、やはり血糖値が低かった[15]という。この結果は周術期の血糖管理における考え方に極めて示唆的である。

3）適正な脳灌流圧の維持

CPPはCPP＝（平均動脈圧；MAP）－（頭蓋内圧；ICP）で定義される。CPPの調節はMAPとICPの調節ということになる。CPPの上昇をMAPのみの調節で行うことは他臓器の灌流にも影響するし、血管破綻のおそれもあるためICPの調節も合わせて行うのが合理的である。ICPは脳細胞自体、脳脊髄液、脳血管容積、間質の各要素が閉じられた空間すなわち頭蓋内に存在することで決定される。このうち、脳血管と間質の体積は麻酔科医が比較的調整しやすい。間質は利尿薬投与で主に調整可能である。脳血管体積は血管拡張の度合いと、血管内容量による。かつて使用されたハロタンでは血管拡張が顕著であったため過換気を行うことで対処する必要があった。一般に静脈麻酔薬では血管拡張作用がないので過換気の必要はない。なお、ケタミンは単独使用で脳圧亢進が生じうるため、一般に脳神経外科領域では忌避される傾向にある。しかし、プロポフォールで鎮静された頭部外傷患者にケタミンを投与すると、頭蓋内圧が低下することが報告されている[16]。ケタミンは単独使用ならいざ知らず、全静脈麻酔の要素として使用した場合には、一概にICPを増大するわけではない。

【文　献】

1) Ke JJ, Zhan J, Feng XB, et al. A comparison of the effect of total intravenous anaesthesia with propofol and remifentanil and inhalational anaesthesia with isoflurane on the release of pro- and anti-inflammatory cytokines in patients undergoing open cholecystectomy. Anaesth Intensive Care

2008 ; 36 : 74-8.
2) Kushida A, Inada T, Shingu K. Enhancement of antitumor immunity after propofol treatment in mice. Immunopharmacol Immunotoxicol 2007 ; 29 : 477-86.
3) Inada T, Yamanouchi Y, Jomura S, et al. Effect of propofol and isoflurane anaesthesia on the immune response to surgery. Anaesthesia 2004 ; 59 : 954-9.
4) Tavare AN, Perry NJ, Benzonana LL, et al. Cancer recurrence after surgery : direct and indirect effects of anesthetic agents. Int J Cancer 2012 ; 130 : 1237-50.
5) Gottschalk A, Sharma S, Ford J, et al. Review article : the role of the perioperative period in recurrence after cancer surgery. Anesth Analg 2010 ; 110 : 1636-43.
6) Demicheli R, Retsky MW, Hrushesky WJ, et al. The effects of surgery on tumor growth : a century of investigations. Ann Oncol 2008 ; 19 : 1821-8.
7) Hormbrey E, Han C, Roberts A, et al. The relationship of human wound vascular endothelial growth factor (VEGF) after breast cancer surgery to circulating VEGF and angiogenesis. Clin Cancer Res 2003 ; 9 : 4332-9.
8) Page GG. Surgery-induced immunosuppression and postoperative pain management. AACN Clinical Issues 2005 ; 16 : 302-9 ; quiz 416-8.
9) Buggy DJ, Borgeat A, Cata J, et al. Consensus statement from the BJA Workshop on Cancer and Anaesthesia. Br J Anaesth 2015 ; 114 : 2-3.
10) Michenfelder JD. The interdependency of cerebral functional and metabolic effects following massive doses of thiopental in the dog. Anesthesiology 1974 ; 41 : 231-6.
11) Scheller MS, Tateishi A, Drummond JC, et al. The effects of sevoflurane on cerebral blood flow, cerebral metabolic rate for oxygen, intracranial pressure, and the electroencephalogram are similar to those of isoflurane in the rabbit. Anesthesiology 1988 ; 68 : 548-51.
12) Bruhn J, Bouillon TW, Shafer SL. Onset of propofol-induced burst suppression may be correctly detected as deepening of anaesthesia by approximate entropy but not by bispectral index. Br J Anaesth 2001 ; 87 : 505-7.
13) Moyer JH, Pontius R, Morris G, et al. Effect of morphine and n-allylnormorphine on cerebral hemodynamics and oxygen metabolism. Circulation 1957 ; 15 : 379-84.
14) Yenari MA, Han HS. Influence of therapeutic hypothermia on regeneration after cerebral ischemia. Frontiers of Neurology and Neuroscience 2013 ; 32 : 122-8.
15) Wass CT, Lanier WL. Glucose modulation of ischemic brain injury : review and clinical recommendations. Mayo Clinic proceedings 1996 ; 71 : 801-12.
16) Albanese J, Arnaud S, Rey M, et al. Ketamine decreases intracranial pressure and electroencephalographic activity in traumatic brain injury patients during propofol sedation. Anesthesiology 1997 ; 87 : 1328-34.

（櫛方　哲也）

B 頭頸部外科手術

表1 頭頸部悪性腫瘍手術の麻酔管理の要点

1. 気道管理上の問題点
   a．気道と部位的に重なることが多く物理的に気道確保の障害になる危険性
   b．気道確保後も物理的な圧迫による気道狭窄の懸念
2. 腫瘍そのものによる物理的な気道の閉塞，易出血の腫瘍からの出血により視野が妨げられる懸念
3. 手術後の全身性炎症反応症候群（SIRS）発症の頻度が比較的高い

はじめに

頭頸部悪性腫瘍手術の麻酔管理にあたっては気道の確保が課題の一つとなる。腫瘍が気道と部位的に重なることが多く物理的に気道の障害になる危険性、腫瘍からの出血による気道閉塞の危険性が常にあるからである。この点に関しては下記のようなガイドラインが参考になるであろう。また、頭頸部手術後の全身性炎症反応症候群（SIRS）発症の頻度が比較的高いという。予後にかかわる問題であり最近の知見に触れた（表1）。

1 甲状腺や口腔内腫瘍でのdifficult airway management（JSA guideline）

頭頸部の手術の麻酔管理にあたっては手術野が気道に及ぶものが多く、気道管理をいかに安全、円滑に行うかが要締の一つである。特に頭頸部の悪性腫瘍の場合には術野の部位の問題だけではなく、腫瘍そのものによる物理的な気道の閉塞、易出血の腫瘍からの出血により視野が妨げられる懸念もある。そのため事前に患者の病態について、術者と情報を交し気道評価を行い、おのおのの病態に適した呼吸管理計画を立てる必要がある[1]。"The American Society of Anesthesiologists"の気道確保困難時のアルゴリズム[2]や他の総説に基づいた気道管理は、頭頸部領域全般の気道管理計画立案に有用であろう。日本麻酔科学会では気道管理ガイドラインをホームページ上に公開している。

さて、実際の麻酔管理にあたっては腫瘍の部位とその性状により対処の仕方は変わってくる。まず腫瘍の部位が鼻腔にのみ限局する症例では口腔を通じて換気できると思われるので、口腔エアウェイを使用するなど通常の麻酔の急速導入を選択してよいと考えられる。ただし、易出血性の腫瘍の場合にはフェイスマスクによる圧迫で腫瘍が破綻し予想外の出血を来すおそれがあるので注意が必要である。一方、腫瘍が鼻腔以外に存在する症例での気道管理計画には、①一般的な方法での全身麻酔導入、②声門上器具（ラリンゲルマスク）の使用、③高頻度換気の使用、④自発呼吸下、軽度鎮静下での気管支ファイバーを用いた気道確保、などが選択肢として考えられる。どの方法でもpreoxygenationを行うべきである。これらの方法の選択にあたっては、気管挿管に際し患者の自発呼吸を保つか否かである。鎮静の方法としては少量のプロポフォール、デクスメデトミジン、オピオイドなどを組み合わせるのが一般的だが、呼吸抑制を来さないように緩徐に投与しなければならない。特にフェンタニルを用いた場合、意識消失に伴い肋間筋が硬直、換気困難に陥る危険がある[3]のでゆっくりと患者の反応をみながら投与すべきである。ナロキソンで拮抗すると、引き続いてオピオイドを麻酔管理に使えない。

2 耳鼻科口腔外科手術でのSIRS

頭頸部領域の悪性腫瘍手術においては、術野が消化器系の手術と同様、準清潔野となるため、感染の機会が他の領域の手術と比べて多くなる可能性が懸念される。手術法、周術期管理法は国情によって異なり、また、民族差もあり

うるため、国内の報告を紹介する。口腔領域の悪性腫瘍では SIRS を発症した群では 25 例中 14 例（56.0％）に他の合併症もみられたという。その内訳は肺炎 5 例、創の感染 6 例、皮弁、舌弁などの壊死 3 例であった。一方非 SIRS 群での合併症の発現は 30 例中 2 例（6.7％）で、その内訳は軽度肺炎 1 例と帯状疱疹 1 例であったという[4]。術後 SIRS の発現の割合は手術時間に大きく影響される[4]ことが判明した。麻酔薬ではケタミンは抗炎症作用[5,6]を有しているので、SIRS 発症には対抗的に作用しうる。また、プロポフォール[7,8]セボフルラン[9,10]も状況によって抗炎症作用が報告されている。ただし、同じ吸入麻酔薬でもイソフルランはヒトの肺胞マクロファージで IL-1β、IL-6、IL-8、IFN-γ、TNF-α などの抗炎症性サイトカインの活性を上昇させる[11]。プロポフォールはイソフルラン、エンフルランより血中の IL-8 上昇を抑制するという[12]。おしなべて麻酔薬の選択において、プロポフォール、ケタミンに否定的な要素は少ないようである。

　頭頸部がんについては、遊離組織移植を伴う再建手術の導入により成績が飛躍的に進歩した。この術式は原発巣の切除に加え移植組織の採取場所が時に複数に及ぶため、結果として長時間手術となりがちであり、出血量も多くなる。生体にとっては高度な侵襲が加えられる手術法である。この手術に関しては術後の感染症のコントロールが治療期間に大きく影響し、ひいては予後に影響を及ぼす。感染症の管理は SIRS の管理と局所に限局した創部感染症のコントロールが重要と考えられる[13]。

【文　献】

1) Rosenblatt WH. The Airway Approach Algorithm：a decision tree for organizing preoperative airway information. J Clin Anesth 2004；16：312-6.
2) Saxena S. The ASA difficult airway algorithm：Is it time to include video laryngoscopy and discourage blind and multiple intubation attempts in the non-emergency pathway? Anesth Analg 2009；108：1052.
3) Streisand JB, Bailey PL, LeMaire L, et al. Fentanyl-induced rigidity and unconsciousness in human volunteers. Incidence, duration, and plasma concentrations. Anesthesiology 1993；78：629-34.
4) 笠原清弘, 武田栄三, 山内智博ほか. 口腔癌頸部郭清症例における SIRS の発現と術後合併症との関係. 口腔腫瘍 2002；14：79-87.
5) Hirota K, Lambert DG. Ketamine：new uses for an old drug? Br J Anaesth 2011；107：123-6.
6) Yang C, Jiang RY, Shen J, et al. Ketamine attenuates the lipopolysaccharide-induced inflammatory response in cultured N2a cells. Molecular Medicine Reports 2013；8：217-20.
7) Ma X, Zhao JY, Zhao ZL, et al. Propofol Attenuates lipopolysaccharide-induced monocyte chemoattractant protein-1 production through enhancing apoM and foxa2 expression in hepG2 cells. Inflammation 2015；38：1329-36.
8) Zhou CH, Zhu YZ, Zhao PP, et al. Propofol Inhibits Lipopolysaccharide-induced inflammatory responses in spinal astrocytes via the toll-like receptor 4/MyD88-dependent nuclear factor-kappaB, extracellular signal-regulated protein kinases1/2, and p38 mitogen-activated protein kinase pathways. Anesth Analg 2015；120：1361-8.
9) Potocnik I, Novak Jankovic V, Sostaric M, et al. Anti-inflammatory effect of sevoflurane in open lung surgery with one-lung ventilation. Croat Med J 2014；55：628-37.
10) Rancan L, Huerta L, Cusati G, et al. Sevoflurane prevents liver inflammatory response induced by lung ischemia-reperfusion. Transplantation 2014；98：1151-7.
11) Kotani N, Hashimoto H, Sessler DI, et al. Expression of genes for proinflammatory cytokines in alveolar macrophages during propofol and isoflurane anesthesia. Anesth Analg 1999；89：1250-6.
12) Liu TC. Influence of propofol, isoflurane and enflurance on levels of serum interleukin-8 and interleukin-10 in cancer patients. APJCP 2014；15：6703-7.
13) 冨永　進. 頭頸部がんの標準的治療. 岡山医学会雑誌 2008；120：193-200.

（櫛方　哲也）

C 呼吸器外科手術

はじめに

呼吸器外科領域の悪性腫瘍手術の麻酔管理に際しては手術野がまさに呼吸器系であるため、周術期の呼吸管理には常にリスクを伴う。さらに肺がんは肺疾患と合併することが多く、手術前にすでに呼吸機能低下症例も多い。手術手技として、術後の呼吸器機能を少しでも温存するため気管再建術がなされることがあるが、麻酔管理上細心の注意が必要である（表1）。

1 COPD合併患者での問題点

慢性閉塞性肺疾患（chronic obstructive pulmonary disease：COPD）を合併している喫煙者には扁平上皮がんなど非小細胞性がんの合併のリスクが高い[1]。なぜ合併率が高いのか詳細な解明は今後の課題であるが、酵素群の遺伝的多形性が関与しているという。異物排除に関与する一連の酵素群（cytochromes P、microsomal epoxide hydrolases など）は異物を親水性の物質に変換し肺胞より排泄させる機能をもつことが知られているが、これらの遺伝的多形性が異物（それらには喫煙由来の発がん物質も含まれる）の排泄能に影響し、ひいてはCOPDや肺がん発生率の差異につながっているという[2]。

麻酔薬がこれら一連の酵素活性にかかわる遺伝子発現の調節に関与しているかは現時点では不明である。麻酔薬がこれらに影響を及ぼしたほうがよいのか否かも含め今後の検討課題の一つであろう。

2 肺線維症の予防

肺線維症の中で特発性肺線維症には、肺がん発生率が高率で通常の10倍程度とされる[3]。肺がんとの関係が強いCOPDにおける発生比率と比較しても高頻度に肺がんを合併するとされる[4]。肺線維症の患者に肺がんが合併した場合、術前より呼吸機能の低下があるため、術後の呼吸不全発症が懸念される。また、手術、放射線、化学療法などにより特発性肺線維症が悪化するおそれがあるため、通常の術後の治療が行えない場合が多いという治療上の問題点が指摘されている[5]。

肺がんと肺線維症の間には疫学的因果関係がある。例えばアスベストへの曝露による肺病変として、肺の線維化は代表的なものである。また、肺がんが高頻度に発生することも周知の事実である。喫煙も、また、この2つの疾病に共通した要因として知られている[6,7]。肺線維症における発がんメカニズムについては、肺線維症における慢性上皮傷害により障害や修復を繰り返す間に、肺がんに関連した遺伝子（FHITなど）変化が蓄積し、それががん化にかかわっていると考えられている[8]。これらの遺伝子発現に対する麻酔薬の影響については未解明である。したがってこの点からは麻酔法の優劣は判断できない。他の面からの検討では、吸入麻酔薬はⅡ型肺胞上皮細胞の機能を阻害し、肺障害

表1 呼吸器外科の悪性腫瘍手術の麻酔管理の特性

1．慢性閉塞性肺疾患（COPD）を合併している割合が高い
　a．手術前にすでに呼吸機能低下がみられる
　b．一側肺換気など気道内圧を上昇させるとブラの破裂など気胸発生の危険性がある
2．肺線維症と肺がんの発生には疫学的因果関係がある
　a．高濃度の吸入酸素濃度は増悪させるが，一側肺換気では高濃度酸素の吸入なしでは酸素化維持が難しい
　b．コンプライアンスの低下により換気の維持も困難になる危険がある
3．腫瘍の部位によっては気管支チューブの留置自体が困難な場合がある

を起こす可能性があるという[9]。間質性肺炎（interstitial pneumonia：IP）患者では吸入酸素濃度を極力下げることが IP の進行を防ぐという[10]。各種麻酔薬のがんに対する影響も無視はできないが、現時点で明らかにヒトの麻酔法の選択の基準となる根拠は示されていない[11]。したがって、実際の麻酔管理にあたっては全静脈麻酔（TIVA）を選択し、吸入酸素濃度はできるだけ低く抑え、肺胞の圧外傷を予防する換気法を選択するのも一法である。

3 気管再建術の管理

　気管再建術（sleeve resection）とは、病巣部を切除した後に病巣の末梢部と中枢部を縫合し再建する方法である。術前の病態の評価、すなわち占位部位、範囲、性状、狭窄の程度などを評価し、安全で円滑な麻酔管理を心がける。術前に医療チーム内で情報を共有し意思の統一を図ることが有用であろう。麻酔法は特に禁忌はないが、術後の呼吸管理の容易さから硬膜外麻酔の併用が好まれている。しかし、近年、血栓症予防の観点より各種抗凝固薬の服用がなされている症例も少なくない。このような症例においては硬膜外血腫を形成しないよう留意する。このような潜在的なリスクに鑑み、最近は傍脊椎神経ブロックなどの区域麻酔法も取り入れられるようになってきている。

　麻酔導入に際しては、呼吸苦など気道閉塞症状が認められない症例では通常の麻酔導入法で差し支えない。分離肺換気用のダブルルーメンチューブは、通常の気管チューブより太く、左右いずれかの気管支に気管支チューブが留置されるため、通常の気管挿管よりも侵襲が大きい。挿管後に気管支ファイバーでチューブの留置が適正に為されたか確認するのが一般的だが、これも少なからぬ侵襲となる。われわれの施設ではプロポフォール、レミフェンタニル、ケタミン、ロクロニウムを用いた TIVA で麻酔管理を行っているが、挿管からファイバー操作まで麻酔深度は安定している。気管支ファイバーは麻酔回路中に設けたスリットより挿入して操作する。その際、吸入麻酔法であれば、麻酔薬の大気中への漏出が懸念されるが TIVA ではその心配はない。気管支チューブと腫瘍の位置関係には下記のような関係が考えられる。

❶ 気管支チューブが腫瘍を乗り越えられる場合

　この場合は、腫瘍部分より遠位に気管支チューブ先端を留置し、管状切開を行うことになる。この場合、気管支チューブ通過に伴い腫瘍が脱落し気道閉塞を起こす危険がある。また、擦過による腫瘍からの出血も起こりうる。いづれの場合も換気困難に陥る危険があるため、チューブ挿入後は速やかに気管支ファイバーで状況を評価すべきである。患側肺が換気困難に陥った場合でも、健側肺は換気可能なはずである。

❷ 気管分岐部付近に腫瘍が存在し、上記のような理由で換気困難になった場合

　この場合は改めて気管支チューブを対側に挿入し、換気の確率を試みるのも一法である。あらかじめ重篤な換気障害が予測される場合には PCPS、ECMO などの呼吸補助装置の使用される症例[12]、高頻度ジェット換気法の適用[13]も報告されている。

❸ 気管支チューブより末梢に腫瘍が位置する場合

　この場合は、健側肺は換気可能なはずである。気管形成時の気道管理は、腫瘍より末梢側に術野から気管支に挿管する方法、高頻度換気を用いる方法、PCPS、ECMO などの呼吸補助装置の使用などが考えられる。呼吸補助装置を用いて体外でガス交換が行われた場合、ガス交換膜を異物として認識した白血球より向炎症性のサイトカインが分泌されうるため、SIRS に至るリスクもある。

　術後は気管再建部の安静が目標の一つである。止血が確実に確認でき、再建部のリークも認められない状況であれば、早期覚醒、早期抜

管も一つの手段であるが、一般的には翌日まで人工呼吸管理をすることが多い。

【文　献】

1) Lowry KP, Gazelle GS, Gilmore ME, et al. Personalizing annual lung cancer screening for patients with chronic obstructive pulmonary disease : A decision analysis. Cancer 2015 ; 121 : 1556-62.
2) Caramori G, Casolari P, Cavallesco GN, et al. Mechanisms involved in lung cancer development in COPD. Int J Biochem Cell Biol 2011 ; 43 : 1030-44.
3) Hubbard R, Venn A, Lewis S, et al. Lung cancer and cryptogenic fibrosing alveolitis. A population-based cohort study. Am J Respir Crit Care Med 2000 ; 161 : 5-8.
4) Samet JM. Does idiopathic pulmonary fibrosis increase lung cancer risk? Am J Respir Crit Care Med 2000 ; 161 : 1-2.
5) Kawasaki H, Nagai K, Yoshida J, et al. Postoperative morbidity, mortality, and survival in lung cancer associated with idiopathic pulmonary fibrosis. J Surg Oncol 2002 ; 81 : 33-7.
6) Aubry MC, Myers JL, Douglas WW, et al. Primary pulmonary carcinoma in patients with idiopathic pulmonary fibrosis. Mayo Clinic proceedings 2002 ; 77 : 763-70.
7) Ngamwong Y, Tangamornsuksan W, Lohitnavy O, et al. Additive synergism between asbestos and smoking in lung cancer risk : a systematic review and meta-analysis. PLoS ONE 2015 ; 10 : e0135798.
8) Uematsu K, Yoshimura A, Gemma A, et al. Aberrations in the fragile histidine triad (FHIT) gene in idiopathic pulmonary fibrosis. Cancer Res 2001 ; 61 : 8527-33.
9) Li YW, Yang TD, Liu QY, et al. Isoflurane reduces the synthesis of surfactant-related protein a of alveolar typeⅡ cells injured by H2O2. Drug Metabo Drug Interact 2007 ; 22 : 187-94.
10) 関根康雄, 黄　英哲. 肺線維症と酸素投与. 麻酔 2011 ; 60 : 307-13.
11) Buggy DJ, Borgeat A, Cata J, et al. Consensus statement from the BJA Workshop on Cancer and Anaesthesia. Br J Anaesth 2015 ; 114 : 2-3.
12) Jyoti A, Maheshwari A, Shivnani G, et al. Management of a case of left tracheal sleeve pneumonectomy under cardiopulmonary bypass : anesthesia perspectives. Annals of Cardiac Anaesthesia 2014 ; 17 : 62-6.
13) Ng JM. Hypoxemia during one-lung ventilation : jet ventilation of the middle and lower lobes during right upper lobe sleeve resection. Anesth Analg 2005 ; 101 : 1554-5.

（櫛方　哲也）

D 胸壁手術
−乳がん手術を中心に−

はじめに

　乳がんに対する外科手術は、1960年代に胸筋合併乳房切除術(広い皮膚切開、thin skin flapによる十分な皮下脂肪切除、胸背神経や血管切除を伴った腋窩郭清)が盛んに行われ、70〜80年代はさらに徹底的な郭清を図る目的で胸骨傍や鎖骨上郭清を伴う拡大乳房切除が増加したが、切除範囲の拡大が生存率の向上に寄与するという証拠はなく、放射線治療との協調により手術の縮小傾向に転じ、90年代後半にはほとんど行われなくなった。代わって90年代は集団検診の普及による早期がんの増加、術後の上肢運動機能の保持および美容的損失の軽減を図る目的で胸筋温存乳房切除術が主流になった。さらに1999年に「乳がん温存療法ガイドライン」[2]が発表され、乳がん温存療法の適応、手術法、放射線照射および病理検索法などが統一されるようになり、2006年には全体の60％弱を乳房温存療法で行うようになった[3]。さらにステージング手技としてのセンチネルリンパ節生検は、通常の腋窩郭清に比べ腕と肩の術後後遺症が少なく現在は半数以上に施行されている。半世紀の間に乳がんに対する放射線治療や薬物療法が進歩する中で、根治とQOLを保ちながら低侵襲手術の方向に変遷してきた(図1)。

1 乳がん細胞に対する麻酔薬の影響

　動物実験で、オピオイド、吸入麻酔薬、プロポフォール、およびケタミンはnatural killer(NK)細胞の活性低下を含む免疫能に影響し、腫瘍の増殖や転移を促進する因子と位置づけられている[4]。ただしプロポフォールとドコサヘキサエン酸(docosahexaenoic acid：DHA)やエイコサペンタエン酸(eicosapentaenoic acid：EPA)の抱合体は乳がん細胞の接着と遊走能を抑制しアポトーシスを誘導する[5]。

　モルヒネは乳がんだけでなく悪性腫瘍の周術期の鎮痛に広く使用されるが、NK細胞活性の抑制だけでなく腫瘍細胞への直接作用により、がん細胞の転移機能(厳密に増殖、遊走、侵入)に関与するがそのメカニズムは解明されていな

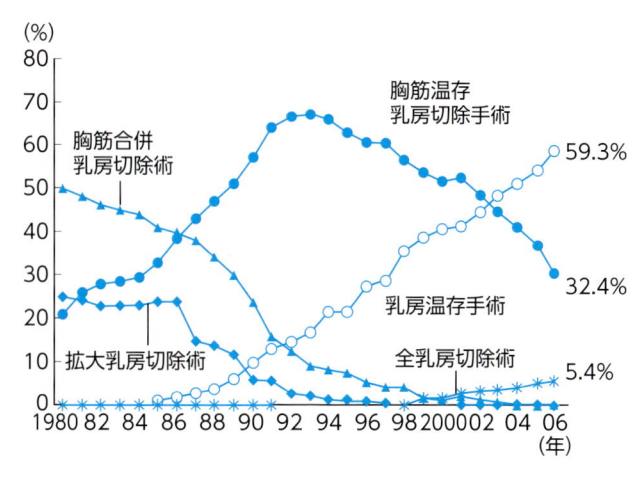

図1　乳がん根治手術の術式変遷

1960年代は胸筋合併乳房切除術が主流であり、胸骨傍や鎖骨上郭清を伴う拡大乳房切除も行われた．90年代は胸筋温存乳房切除術が、現在はさらに侵襲の低い乳房温存手術が主流である．

い。Ecimovic ら[6]は、乳がんや胃がん細胞の遊走や侵入に主要な役割を果たす NET1 遺伝子の発現に注目し、モルヒネが乳がん細胞株に NET1 遺伝子発現と細胞の遊走性を著しく増加させ、さらにモルヒネの遊走性への効果は NET1 遺伝子サイレンシングにより消失したことから、モルヒネによる乳がん細胞への直接作用は NET1 遺伝子を仲介することを示した[7]。

局所麻酔薬は一般に in vitro で腫瘍細胞の増殖活性を抑え細胞毒性に作用する[4]。例えばリドカインは表皮成長因子（epidermal growth factor：EGF）レセプターを直接抑制し、腫瘍の増殖を抑える[7]。またテトラカインやリドカインが、ヒト乳がん細胞のキネシン運動タンパクを障害し、腫瘍細胞の微細な触手を支える構造（ビメンチンフラグメント）を虚脱させ血液中の遊離腫瘍細胞による転移を抑制する可能性が示されている[8]。ただし局所麻酔薬による系統的な抗腫瘍作用や免疫維持能のメカニズムは明らかになっていない。Deegan ら[9]は局所麻酔薬/プロポフォールまたはセボフルラン/オピオイドを投与した乳がん患者の血漿を用い、エストロゲン受容体陰性乳がん細胞への影響を両群比較した研究で、局所麻酔薬使用群での腫瘍細胞の増殖抑制を認めた。さらに胸部傍脊椎神経ブロック（TPVB）による乳がんの患者の再発と転移発生に及ぼす影響を調査した研究では、術中から TPVB を行い術後 48 時間まで持続 TPVB 鎮痛を行った群では、バランス麻酔による術中管理と術後モルヒネ iv-PCA による鎮痛を行った群に比べ、再発と転移の発生を 1/4 に減じた（6％ vs. 24％）[10]。

消炎鎮痛薬は、シクロオキシゲナーゼ（COX）阻害しプロスタグランジン（PGs）の分泌を阻害して組織の炎症反応を抑制する。腫瘍細胞は PGs を分泌して宿主の免疫による攻撃を回避する機構が示唆されている。また乳がん細胞が過剰な COX 発現することにより、女性へ COX-2 阻害薬を長期間継続的に投与することで乳がんの腫瘍の発生率を低下すると報告されている[11]。また乳がん周術期に使用した鎮痛薬や全身麻酔薬（局所麻酔薬を除く）によるがん再発に至る期間を調査した研究は、COX-2 阻害薬の術前投与のみが予後の改善を示唆された[12]。

2 乳がん手術の最適な麻酔方法

前述の腫瘍免疫に関する文献的考察から、乳がん手術の麻酔管理のポイントは以下のとおりである。

①区域麻酔による求心路遮断・鎮痛
　区域麻酔による求心路遮断は、ⓐ神経内分泌ストレス反応を制御して手術侵襲による免疫応答への介入を抑制、ⓑ局所麻酔薬による直接的な免疫賦活化し、さらにⓒオピオイド曝露量を減らしてその免疫抑制を阻害し免疫機能を促進する。

②術後オピオイド使用の減量
　モルヒネを含むオピオイドはなるべく使用しない。乳腺手術や体幹部表面の手術侵襲による刺激伝達は、体性神経を経て行われるので、区域麻酔の選択と遮断範囲が適切であれば通常は鎮痛のためのオピオイド投与は必要ない。なおオピオイドによる免疫能抑制は容量依存性とされるが[13]、臨床的に安全な使用量や濃度は不明である。

③プロポフォール（またはセボフルラン）による鎮静・睡眠

④手術前からの COX-2 阻害薬の投与[12]

3 乳房と腋窩の神経支配と乳がん切除に必要な神経遮断[14]

腫瘍免疫を考慮した麻酔管理の要諦は適切な区域麻酔の併用である。現在、最も主流である乳房温存手術に必要な遮断領域の神経分布を示す。

乳房の支配神経は第 4〜6 肋間神経の前皮枝

（内側）と外側皮枝（外側）から分かれる。第1～11胸神経の最初の前枝は肋間を走行することから肋間神経と呼ばれ相互に連絡しながら交感神経幹と交通する。肋間神経は、大胸筋を覆う深筋膜を通過し大胸筋を包む乳房の皮下組織や周辺皮膚に分布する。

腋窩部は内側上腕皮神経（C8～T2）と第2肋間神経の外側皮枝である肋間上腕神経（T2）が腋窩の皮膚に分布する。肋間上腕神経は腕神経叢の内側神経束から分枝し、第2肋間神経の外側皮枝と腋窩内で交通する（図2）。

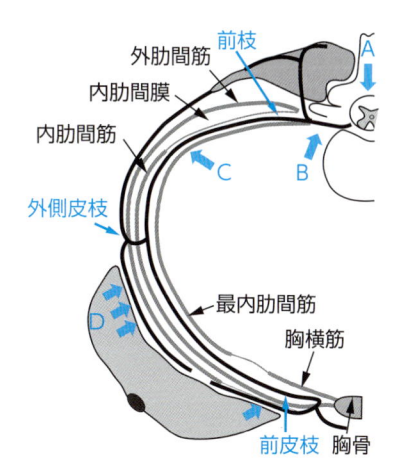

図2 乳房の神経分布と神経ブロックの遮断部位

胸壁では前枝は最内肋間筋と内肋間膜の間を走行し，外側皮枝を分岐したのちに前皮枝となって内肋間膜と最内肋間筋の間を胸骨に向けて走行する．
腹壁では前皮枝は腹直筋内を貫通する．A～Dはそれぞれの末梢神経ブロックの穿刺部位の解剖位置を示す．
A：胸部硬膜外ブロック
B：胸部傍脊椎神経ブロック
C：肋間神経ブロック（胸腔内局所麻酔薬注入を含む）
D：局所浸潤麻酔

4 区域麻酔法の選択と実際

1）胸部硬膜外ブロック（TEA）

Th3/4またはTh4/5からカテーテルを挿入しリドカインまたはロピバカインの持続投与を行う。拡大乳房切除術や胸筋合併切除術では広く適応とされ、広範囲の遮断が比較的確実に行える。現在は乳房温存治療が主流となり、手術翌日の離床が望まれることや低血圧、尿閉などの合併症によるQOLの低下を考慮し、近年は施行されない。

2）胸部傍脊椎神経ブロック（TPVB）

傍脊椎腔（椎体側面、上肋横突靱帯～肋骨および壁側胸膜に囲まれる楔状のスペース）内の脊髄神経（前肢と後肢）が目標であり、体性神経と内臓神経の両方を遮断する。TEAに比べて作用が強力で、①単回使用における効果時間が長い、②片側のみの遮断：呼吸機能や交感神経遮断による循環への影響が少ない、③持続ブロックでも尿閉や歩行障害、便秘を来しにくいなどの利点があるが、気胸や縦隔血腫などの合併症のリスクがあるので、抗凝固薬使用患者での適応はTEAに準ずる。

3）肋間神経ブロック

肋間神経ブロックは、注入組織の血管に富み局所麻酔薬の吸収が早いので持続時間が短い。しかし0.5～0.75％ロピバカインを用いた場合は数時間作用が継続する。低侵襲であり追加注入が可能である。手術範囲に応じて複数の分節に施行する。

4）PECSブロック
　　（PECS1ブロック[15]、PECS2ブロック[16]）

乳腺領域の手術に適応となる新しい神経ブロックである。PECS1ブロックは第3肋骨レベルの大胸筋と小胸筋の間に局所麻酔薬を注入（10 mL）するコンパートメントブロックであり、内側胸筋神経と外側胸筋神経をブロックしTh2～4レベルの乳頭と傍胸骨以外の知覚を遮

表1 乳がん手術に適応となる区域麻酔法

ブロック	鎮痛作用	遮断範囲/神経	持続ブロック	手技	合併症/その他
胸部硬膜外ブロック (TEA)	中〜強	広範囲 多分節 両側 脊髄神経前・後枝	広範囲の遮断が可能	容易	硬膜外血腫 低血圧・尿閉 筋力低下
胸部傍脊椎神経ブロック (TPVB)	強	広範囲 複数の分節 ①Multi-injection ②単回注入⇒大量 片側 脊髄神経前枝	可能	(USG法でも) やや難しい	気胸 縦隔血腫
肋間神経ブロック (ICB)	中	1回のブロックで1分節 複数の穿刺が必要 脊髄神経前枝	不可	(USG法) 容易	吸収が早い 局所麻酔薬 中毒に注意 気胸
PECSブロック	中	Th2〜4レベル (乳頭と傍胸骨を除く) 内側・外側胸筋神経 肋間神経外側皮枝	不可	(USG法) 容易	合併症が少ない エビデンスが少ない

断する[15]。PECS2はPECS1に加えて小胸筋と前鋸筋の間に局所麻酔薬を注入（20 mL）して長筋神経や肋間神経外側皮枝を遮断し、乳房切除や腋窩郭清に適応とされる。

5) 局所浸潤

表1に乳腺手術に適応となる区域麻酔の適応や特徴を示した。

【文　献】

1) 水田成彦, 阪口晃一, 田口哲也. 低侵襲手術・機能温存手術の最前線. 乳房温存術, センチネルリンパ節生検導入に伴う乳癌治療の変遷. 京府医大誌 2011；120：59-6.
2) 日本乳癌学会編. 科学的根拠に基づく乳癌診療ガイドライン. 東京：金原出版；2005.
3) Sonoo H, Noguchi S. Academic Committee of the Japanese Breast Cancer Society. Results of questionnaire survey on breast cancer surgery in Japan 2004-2006. Breast Cancer 2008；15：3-4.
4) Snyder GL, Greenberg S. Effect of anaesthetic technique and other perioperative factors on cancer recurrence. Br J Anaesth 2010；105：106-15.
5) Siddiqui RA, Zerouga M, Wu M, et al. Anticancer properties of propofol-docosahexaenoate and propofol-eicosapentaenoate on breast cancer cells. Breast Cancer Res 2005；7：R645-54.
6) Ecimovic P, Murray D, Doran P, et al. Direct effect of morphine on breast cancer cell function in vitro：role of the NET1 gene. Br J Anaesth 2011；107：916-23.
7) Mammoto T, Higashiyama S, Mukai M, et al. Infiltration anesthetic lidocaine inhibits cancer cell invasion by modulating ectodomain shedding of heparin-binding epidermal growth factor-like growth factor (HB-EGF). J Cell Physiol 2002；192：351-8.
8) Yoon JR, Whipple RA, Balzer EM, et al. Local anesthetics inhibit kinesin motility and microtentacle protrusions in human epithelial and breast tumor cells. Breast Cancer Res Treat 2011；129：691-701.
9) Deegan CA, Murray D, Doran P, et al. Effect of anaesthetic technique on oestrogen receptor-negative breast cancercell function in vitro. Br J Anaesth 2009；103：685-90
10) Exadaktylos AK, Buggy DJ, Moriarty DC, et al. Can anesthetic technique for primary breast cancer surgery affect recurrence or metastasis? Anesthesiol-

ogy 2006；105：660-4.
11) Harris RE, Beebe-Donk J, Alshafie GA. Reduction in the risk of human breast cancer by selective cyclo-oxygenase-2（COX-2）inhibitors. BMC Cancer 2006；6：27.
12) Forget P, Vandenhende J, Berliere M, et al. Do intra-operative analgesics influence breast cancer recurrence after mastectomy? A retrospective analysis. Anesth Analg 2010；110：1630-5.
13) Beilin B, Shavit Y, Hart J, et al. Effects of anesthesia based on large versus small doses of fentanyl on natural killer cell cytotoxicity in the perioperative period. Anesth Analg 1996；82：492-7.
14) 臨床のための解剖学. 佐藤達夫監訳. 東京：メディカル・サイエンス・インターナショナル；2008.
15) Blanco R. The 'pecs block': a novel technique for providing analgesia after breast surgery. Anaesthesia 2011；66：847-8.
16) Blanco R, Fajardo M, Parras Maldonado T, et al. Ultrasound description of PecsⅡ（modified Pecs I）: a novel approach to breast surgery. Rev Esp Anestesiol Reanim 2012；59：470-5.

（北山　眞任）

E 腹部外科手術

はじめに

　腹部外科手術は、手術適応となる悪性腫瘍の多くの割合を占める（表1）。食道、胃・大網、十二指腸・肝臓・胆嚢・膵臓および周辺組織、空腸・回腸・腸間膜、虫垂・盲腸、上行結腸・横行結腸・下行結腸・S状結腸、直腸・肛門、さらには脾臓、腹膜、後腹膜、泌尿器科領域では腎臓、副腎、腎盂・尿管、膀胱、前立腺、精巣・陰茎、婦人科領域では卵巣、子宮、膣・外陰など多くの臓器、組織が含まれる。それぞれの疾患の特徴、手術侵襲の大きさなどにより麻酔管理も大きく異なるが、部位別の大まかな分類に従って注意すべき点を列挙する。腹腔鏡を用いた手術での留意点はロボット手術の項で述べる。

1 食　道

　食道がん根治術は、開胸操作、開腹操作、頸部操作を含む非常に大きな侵襲を伴う。呼吸、循環、体液バランスに注意しながら、適切な鎮静・鎮痛を維持し、術後の全身管理にも有利な術中管理を行う必要がある。不十分な鎮静・鎮痛では交感神経刺激、サイトカインの活性化などが起き、合併症発生の頻度が上がる可能性がある[1]。

　われわれは麻酔方法として、プロポフォール、フェンタニル、ケタミンによる全静脈麻酔（TIVA）とモルヒネ、ロピバカインを用いた硬膜外鎮痛を併用している。分離肺換気中の低酸素性肺血管収縮（hypoxic pulmonary vasoconstriction：HPV）維持には吸入麻酔より静脈麻酔が有利とする報告もある[2]。フェンタニル、ケタミンは、循環抑制が少ないため、術中に十分量投与可能で、術後の鎮静・鎮痛にも有効である。プロポフォールはそのまま集中治療室へ

表1 主な腹部外科悪性腫瘍の種類と手術

上部消化管	食道	食道がん	食道がん根治術
	胃	胃がん	胃全摘，幽門側胃切除
		胃悪性リンパ腫	胃全摘，ピロリ除菌
		胃消化管間質腫瘍	胃切除，分子標的治療
	十二指腸	十二指腸がん	膵頭十二指腸切除
	肝臓	肝臓がん	肝部分切除，肝移植
	胆嚢	胆嚢がん	拡大胆嚢摘出術
	胆管	胆管がん	肝部分切除＋肝外胆管切除
	膵臓	膵臓がん	膵頭十二指腸切除
	空腸	空腸がん	小腸部分切除
	回腸	回腸悪性リンパ腫	小腸部分切除，回盲部切除
下部消化管	盲腸	盲腸がん	回盲部切除，右半結腸切除
	虫垂	虫垂がん	回盲部切除
	上行結腸	上行結腸がん	右半結腸切除
	横行結腸	横行結腸がん	横行結腸切除
	下行結腸	下行結腸がん	左半結腸切除
	S状結腸	S状結腸がん	S状結腸切除
	直腸	直腸がん	低位前方切除，マイルズ手術
その他の腹部	脾臓	脾臓悪性リンパ腫	脾臓摘出術
	腹膜	腹膜偽粘液腫	腹膜切除，腹腔内温熱化学療法
泌尿器科	腎臓	腎がん	腎摘出術
	副腎	悪性褐色細胞腫	腫瘍摘出術，^{131}I-MIBG 内照射
	腎盂尿管	腎盂尿管がん	腎尿管全摘，膀胱部分切除
	膀胱	膀胱がん	膀胱全摘，TUR-Bt
	前立腺	前立腺がん	前立腺全摘
	精巣	精上皮腫	高位精巣摘除術
	陰茎	陰茎がん	陰茎全摘
産婦人科	卵巣	卵巣がん	子宮全摘，付属器切除
	子宮	子宮頸がん	広汎子宮全摘
		子宮体がん	（準）広汎子宮全摘
	膣	膣がん	広汎子宮全摘，膣切除
	外陰部	外陰部がん	広汎外陰切除

MIBG：meta-iodobenzylguanidine
TUR-Bt：transurethral resection of bladder tumor

の移動時や、人工呼吸中の鎮静にも使用している。人工呼吸離脱前後はデクスメデトミジンを併用する場合もある。硬膜外鎮痛は術後の呼吸機能維持にも貢献している。

1）呼吸管理

食道がん罹患患者は高齢の男性が多く、喫煙率、慢性閉塞性肺疾患の率が高い。術前から呼吸器系合併症の可能性が高いことに加えて、開胸操作による侵襲、分離肺換気の必要性もあり、術後の肺合併症は高率となる。特に手術が長時間、大量出血となった場合、術後の人工呼吸管理も長期化する場合があり、人工呼吸器関連肺炎、気管チューブ抜管後の喀痰排泄困難などによる呼吸器系感染症に注意が必要である。

十分な酸素化が得られる範囲で最低限の吸入酸素濃度が望ましいが、分離肺換気中は高濃度酸素を投与せざるをえない場合もある。高気道内圧も避けたいので、人工呼吸器の設定にも工夫を凝らし、適切な呼気終末陽圧（positive end-expiratory pressure：PEEP）、分離肺換気中は酸素化が保たれていれば動脈血 pH が極端に低下しない範囲での高二酸化炭素許容人工換気法

（permissive hypercapnia）といった戦略も考慮すべきである[3]）。

　胸腔鏡を用いる場合、二酸化炭素による胸腔内への inflation を行う場合があり、換気、循環に影響する。体位も側臥位、腹臥位となる場合があり、呼吸・循環に大きく影響することがある。また、大血管も近いが、止血操作の開始に時間を要する可能性があり、大量出血に対する準備を整えておく必要がある。

　術後呼吸管理では、気管支ファイバースコープなどを用いて気道の状況を良好に保ち、適切な鎮静・鎮痛のもと、最適な人工呼吸管理を行い、手術侵襲からの回復を観察し、可能と判断した時点で、できるだけ早期に人工呼吸離脱を図る。気管チューブ抜管後の呼吸状態にも留意し、声帯可動性、喀痰排泄、refilling への対処などを適切に行う。

　食道がん手術での呼吸管理は、全身管理の根幹を成し、術後合併症軽減のためにも非常に重要である。

2）循環管理

　術前から循環器系合併症を有する患者も多いので、それを念頭に置きつつ、適切な鎮静・鎮痛のもと、慎重な循環管理を行う必要がある。

　長時間、大量出血となった場合は循環血液量評価を可及的に行い、適正な輸液輸血を施行する。体外式連続心拍出量測定用センサーを用いて心係数、1回拍出量変化などをモニターし、必要時には initial distribution volume of glucose による評価を行う[4]）。

　われわれは、循環抑制が強い場合は、プロポフォールを減量してケタミンを増量、硬膜外鎮痛も局所麻酔薬を最低限にしてモルヒネ中心、胸腔内への二酸化炭素 inflation 中の強心薬投与などで対処している。

2 上部消化管

　上部消化管手術は横隔膜付近の操作を伴うため、十分な麻酔深度が必要であり、術後の呼吸器系合併症の頻度も高い。われわれはプロポフォール、レミフェンタニル、ケタミンに腹壁の神経ブロックを併用する場合が多いが、抗凝固薬、抗血小板薬などの使用がなければ、硬膜外鎮痛も良い適応と思われる。

1）胃・大網

　胃がん手術は、上部消化管悪性腫瘍に対する手術の代表である。噴門部切除を伴う場合、術後の内容物逆流、誤嚥に注意する必要がある。

　胃がん以外では、消化管間質腫瘍に対しては適応があれば手術が行われる。その他の胃悪性腫瘍としては、悪性リンパ腫、平滑筋肉腫、カルチノイドなどがある。非上皮性悪性腫瘍は手術適応となることが少ないが、化学療法、放射線療法を行っている場合があり、それに伴う合併症に注意が必要となる。

　大網に生じる悪性腫瘍は他部位からの転移によるものが多く、合併切除される場合がある。

2）十二指腸・肝臓・胆嚢・膵臓　　および周辺組織

　十二指腸、下部胆管、膵頭部の悪性腫瘍に対しては、膵頭十二指腸切除術が行われる。手術侵襲が大きく、内分泌機能も影響を受けるので、血糖コントロール、膵液漏出への対処を考える必要がある。インスリン、タンパク分解酵素阻害薬などが使用可能なように準備しておく。

　肝臓、胆嚢、周辺の脈管の悪性腫瘍に対する手術では、大量出血に備えて十分な静脈路確保、輸液輸血製剤の確保が必要となる。術前から肝機能障害を合併している場合、出血傾向、薬物代謝障害がみられ、手術侵襲によりさらに悪化する。出血軽減のために Pringle 法を用い

る場合、血中乳酸値の変動などに注意し、肝不全発症に備える[5]。肝がんに対して生体肝移植が行われる場合もあり、出血、縫合不全、血栓、免疫抑制剤使用と拒絶反応、感染など多くの問題がある[6]。

3）空腸・回腸・腸間膜

　空腸、回腸、腸間膜の悪性腫瘍は頻度が低い。がんは空腸上部と回腸末端に発生しやすい。平滑筋肉腫は空腸、悪性リンパ腫・カルチノイドは回腸に発生しやすい。ほかに消化管間質腫瘍などがある。

3　下部消化管

　下部消化管では腸管が破綻した場合に腹膜炎から全身に炎症が波及して重篤な状態になる場合がある。麻酔方法は上部消化管と同様に行っている場合が多い。

1）虫垂・盲腸

　虫垂がんはまれであるが腹膜播種しやすい。盲腸がんに対しては回盲部切除術、右半結腸切除術などが行われる。

2）上行結腸・横行結腸・下行結腸・S状結腸

　上行結腸がんでは右半結腸切除術、横行結腸がんでは横行結腸切除術など、下行結腸がんでは左半結腸切除術、S状結腸がんではS状結腸切除術などが行われる。横行結腸がんでは皮膚切開部位が高く、上腹部手術と同様の麻酔管理が必要となる場合がある。

3）直腸・肛門

　直腸悪性腫瘍に対しては、腫瘍の位置、進達度によって、人工肛門造設を伴わない低位（高位）前方切除術、内肛門括約筋切除術、人工肛門造設を伴うマイルズ手術、ハルトマン手術が行われる。手術は砕石位で行われ、他の大腸がん手術に比し、縫合不全、出血の危険性が高く、神経温存の必要性もあるなど、難易度が高い。尿路系、生殖器系に浸潤が認められる直腸がん、泌尿器科および婦人科悪性腫瘍で直腸浸潤が認められる場合には、骨盤内臓全摘術が行われる場合があり、長時間、大量出血に備えた全身管理が必要となる。

　肛門悪性腫瘍の頻度はそれほど高くないが、扁平上皮がんを始め、腺がん、類基底細胞がん、悪性黒色腫、パジェット病、ボーエン病など組織的には多彩である。組織により予後、治療法が異なり、手術を選択した場合、人工肛門造設の可能性が高い。

4　その他

　脾臓悪性腫瘍はまれであるが、原発性のものとしては悪性リンパ腫、血管肉腫、悪性線維組織球腫などがあり、転移性腫瘍も時にみられ、脾臓摘出術の適応となる。血液疾患のために脾臓摘出術を行う場合もあり、原疾患に伴う出血傾向に注意が必要である。

　腹膜悪性腫瘍のうち、腹膜中皮腫は、胸膜中皮腫と同様にアスベスト曝露と関連があり、可能な範囲での外科的切除と放射線化学療法が適応となる[7]。

　腹膜偽粘液腫は虫垂や卵巣の粘液産生腫瘍が穿破して生じると考えられ、大きくなると腹腔内臓器の圧迫症状が出現する。腫瘍切除と術中温熱化学療法が適応となる。腹腔内洗浄に使用する薬液の影響で電解質、酸塩基平衡に異常を来す可能性、温熱療法による正常組織のタンパク変性、特に横隔膜が影響を受けた場合の呼吸状態、抗がん薬の副作用に留意する必要がある[8]。

　後腹膜悪性腫瘍としては、脂肪肉腫、悪性リ

ンパ腫、平滑筋肉腫、線維肉腫などがあり、組織型により有効な治療法が異なる。症状発現時点で巨大化し、外科的切除に際しては多科合同手術となることが多く、周術期の全身管理も病態に応じた対処が必要となる。

5 泌尿器科領域

　泌尿器科領域では内視鏡手術、ロボット手術が多く行われているが、その詳細についてはロボット手術の項で述べる。一般的な泌尿器科手術での麻酔方法は、消化器外科手術に準じている。泌尿器科手術では尿量、出血量の正確な測定が難しい場合が多く、麻酔科医は体液バランスに注意する必要がある。

1) 腎　臓

　腎細胞がんでは手術が第一選択であり、体位や皮膚切開に応じた術中管理、術後鎮痛が必要になる。腫瘍が下大静脈に進展している場合は肺動脈腫瘍塞栓、うっ血による出血量増大に注意が必要である。体外循環補助下での下大静脈再建術が必要な場合もある[9]。

2) 副　腎

　副腎は内分泌学的に非常に重要な臓器で、皮質からアルドステロン、コルチゾール、デヒドロエピアンドロステロン、髄質からカテコールアミンが分泌される。副腎皮質の悪性腫瘍はまれだが、褐色細胞腫は10％で悪性である。褐色細胞腫でカテコールアミン分泌が著しいものは高血圧、不整脈、耐糖能異常、循環血液量減少などを合併し、手術時にも腫瘍付近の操作で重篤な血圧上昇や不整脈が出現したり、摘出後の高度循環抑制、低血糖、電解質異常などで全身管理に難渋する[10]。悪性褐色細胞腫では骨、肝、肺、周辺組織に転移、浸潤して多科合同の長時間大侵襲手術となる場合があり、慎重な周術期全身管理を要する。クロム親和性細胞に集積する^{131}I-メタヨードベンジルグアニジン内照射が有効との報告がある[11]。

3) 腎盂・尿管

　腎盂・尿管悪性腫瘍は組織的には移行上皮がんが多く、喫煙が危険因子となる。治療は患側の腎尿管全摘、膀胱部分切除が行われることが多い。

4) 膀　胱

　膀胱悪性腫瘍のほとんどは移行上皮で、男性に多く、喫煙、ベンジジン・ナフチルアミン・アニリンなど一部の化学物質への曝露が危険因子となりうる[12]。
　表在性膀胱がんは経尿道的膀胱腫瘍摘出術（transurethral resection of bladder tumor：TUR-Bt）の適応で、脊髄くも膜下麻酔、硬膜外麻酔が行われることが多い。長時間、破綻血管が多くなると、灌流液が吸収されてTUR症候群を発症することがある[13]。抗凝固薬・抗血小板薬などを使用中で全身麻酔とした場合、低ナトリウム血症による初期症状を見逃す可能性があるので、適宜、末梢血液・電解質などを検査する必要がある。腫瘍の部位によっては閉鎖神経ブロックを併用する。
　浸潤性膀胱がんは膀胱全摘術の適応で、尿管皮膚瘻・回腸導管・回腸を用いた代用膀胱による再建を行う。浸潤が認められる場合、消化器外科、女性では婦人科と合同手術になる場合もあり、長時間、大量出血への対処が必要となる。

5) 前立腺

　前立腺悪性腫瘍の多くは腺がんである。前立腺特異抗原（PSA）の測定により早期発見が可能であり、治療法として放射線療法、内分泌療法、化学療法、手術と選択肢が広く、PSA値を

参考に経過観察が可能である。術式としては、従来の開腹手術から、腹腔鏡を用いた手術、ロボット手術と発展しており、2012年4月に日本で始めてロボット手術の保険適応となった疾患である。

6）精巣・陰茎

精巣腫瘍は若年者に発症が多く、セミノーマのみで構成されるもののほうが非セミノーマより治療成績がよいとされている[14]。高位精巣摘除術を行ったのち、組織、病期に応じて化学療法、放射線療法などを行う。

陰茎悪性腫瘍はほとんどが扁平上皮がんで、子宮頸がんと同様にヒトパピローマウィルスとの関連が示唆されている。喫煙も危険因子となる。早期の小さな腫瘍であれば機能温存のために部分切除とする場合もあるが、浸潤例では陰茎全摘術となる。

6 婦人科領域

婦人科領域でも内視鏡手術、ロボット手術が多く行われているが、その詳細についてはロボット手術の項で述べる。一般的な婦人科手術での麻酔方法は、消化器外科手術に準じている。

1）卵 巣

卵巣腫瘍には多くの種類があり、巨大化するもの、腹水・胸水を伴うもの、粘液を産生するもの、内分泌学的活性を有するものなど、全身状態に大きく影響するものも少なくない[15]。卵巣悪性腫瘍では、子宮全摘、付属器切除、大網切除、リンパ節郭清、術後化学療法が一般的だが、妊娠を希望する場合は縮小手術とする場合もある。

巨大卵巣腫瘍では下大静脈圧迫、深部静脈血栓、肺塞栓症の危険性があり、胃内容物停滞時間も長く、横隔膜挙上による呼吸機能低下もみられる[16]。注意深い麻酔前評価、導入、維持を心がける必要がある。

腹水・胸水も呼吸循環に大きく影響するので、多量の場合には術前にドレナージしておく。胸水ドレナージ後の再膨張性肺水腫にも注意が必要である[17]。

2）子 宮

子宮頸がんは、組織としては扁平上皮がんが多く、ヒトパピローマウィルス感染と関連する[18]。上皮内がんでは円錐切除術の適応だが、浸潤がみられる場合は（準）広汎子宮全摘術の適応となる。進行している場合は、尿路、腸管にも手術操作が及び、骨盤内臓全摘術となる場合もある。

子宮体がんは、子宮内膜より発生する腺がんで、エストロゲン優位の場合に発生しやすい[19]。子宮全摘術、付属器切除術、進行している場合には（準）広汎子宮全摘を行う。

子宮肉腫は、平滑筋や結合組織から生じる悪性腫瘍で、子宮全摘術、付属器切除術、リンパ節郭清を行う。放射線療法、化学療法も行われるが予後不良である。

3）膣・外陰

膣がんはまれであるが、組織としては扁平上皮がんが多く、ヒトパピローマウィルスとの関連が示唆される。一部の腺がんは胎児期のジエチルスチルベストロール曝露で引き起こされる[20]。子宮頸部に近い場合は広汎子宮全摘術、外陰部に近い場合は膣、外陰の切除、リンパ節郭清が適応となる。

外陰部悪性腫瘍は、扁平上皮がんが多いが、悪性黒色腫、基底細胞がん、パジェット病など多くの種類がある。組織型により治療も異なるが、広汎外陰切除とリンパ節郭清を行った場合、皮膚欠損が大きく、再建には形成外科的処置が必要となる場合がある。

【文献】

1) Fares KM, Mohamed SA, Hamza HM, et al. Effect of thoracic epidural analgesia on pro-inflammatory cytokines in patients subjected to protective lung ventilation during Ivor Lewis esophagectomy. Pain Physician 2014；17：305-15.
2) Nakayama M, Murray PA. Ketamine preserves and propofol potentiates hypoxic pulmonary vasoconstriction compared with the conscious state in chronically instrumented dogs. Anesthesiology 1999；91：760-61.
3) Hickling KG, Walsh J, Henderson S, et al. Low mortality rate in adult respiratory distress syndrome using low-volume, pressure-limited ventilation with permissive hypercapnia：a prospective study. Crit Care Med 1994；22：1568-78.
4) Ishihara H, Nakamura H, Hirota K, et al. Comparison of initial distribution volume of glucose and intrathoracic blood volume during hemodynamically unstable states early after esophagectomy. Chest 2005；128：1713-9.
5) Pringle JH. Notes on the arrest of hepatic hemorrhage due to trauma. Ann Surg 1908；48：541-9.
6) Mazzaferro V, Regalia E, Doci R, et al. Liver transplantation for the treatment of small hepatocellular carcinomas in patients with cirrhosis. N Engl J Med 1996；334：693-9.
7) Cleaver AL, Bhamidipaty K, Wylie B, et al. Long-term exposure of mesothelial cells to SV40 and asbestos leads to malignant transformation and chemotherapy resistance. Carcinogenesis 2014；35：407-14.
8) Shirasawa Y, Orita H, Sakabe T, et al. Critical alkalosis following intraperitoneal irrigation with sodium bicarbonate in a patient with pseudomyxoma peritonei. J Anesth 2008；22：278-81.
9) Jibiki M, Iwai T, Inoue Y, et al. Surgical strategy for treating renal cell carcinoma with thrombus extending into the inferior vena cava. J Vasc Surg 2004；39：829-35.
10) 若山茂春. 褐色細胞腫の麻酔管理. 松木明知, 石原弘規, 廣田和美編. 褐色細胞腫の麻酔（改訂第2版）. 東京：克誠堂出版；1999. p.69-89.
11) Rutherford M, Rankin AJ, Yates TM, et al. Management of metastatic phaeochromocytoma and paraganglioma：use of iodine-131-meta-iodobenzylguanidine therapy in a tertiary referral centre. QJM 2015；108：361-8.
12) Shirai T. Etiology of bladder cancer. Semin Urol 1993；11：113-26.
13) Georgiadou T, Vasilakakis I, Meitanidou M, et al. Changes in serum sodium concentration after transurethral procedures. Int Urol Nephrol 2007；39：887-91.
14) Lawaetz AC, Almstrup K. Involvement of epigenetic modifiers in the pathogenesis of testicular dysgenesis and germ cell cancer. Biomol Concepts 2015；6：219-27.
15) Permuth-Wey J, Sellers TA. Epidemiology of ovarian cancer. Methods Mol Biol 2009；472：413-37.
16) Morrison P, Morgan G. Removal of a giant ovarian cyst. Anaesthetic and intensive care management. Anaesthesia 1987；42：965-74.
17) 水原敬洋, 倉橋清泰. 腹腔内巨大腫瘍摘出後に再膨張性肺水腫を来した1症例. 麻酔 2008；57：191-6.
18) Ishi K, Suzuki F, Saito A, et al. Prevalence of human papillomavirus infection and its correlation with cervical lesions in commercial-sex workers in Japan. J Obstet Gynaecol Res 2000；26：253-7.
19) Yang CH, Almomen A, Wee YS, et al. An estrogen-induced endometrial hyperplasia mouse model recapitulating human disease progression and genetic aberrations. Cancer Med 2015；4：1039-50.
20) Hoover RN, Hyer M, Pfeiffer RM, et al. Adverse health outcomes in women exposed in utero to diethylstilbestrol. N Engl J Med 2011；365：1304-14.

（木村　太）

F ロボット手術

はじめに

ロボット手術で保険収載されているのは2015年現在では前立腺がんのみであるが、他の泌尿器科手術、婦人科手術、消化器外科手術でも行われ、胸腔鏡下手術を含め、将来的には保険適応となる可能性がある。ロボット手術の利点として、肉眼的には不可能な視野の確保が可能、アームの屈曲により用手的には不可能な微細な作業が可能であることが挙げられ、神経の温存や血管の処理に有利とされる[1]。一方、手術時間が長くなること、気腹圧を高めに設定する場合があること、出血時の対応が遅れる可能性があることなどが手術中の問題点である[2]。

われわれはロボット手術の麻酔として、プロポフォール、レミフェンタニル、ケタミンによる全身麻酔に超音波ガイド下の末梢神経ブロックとintravenous patient-controlled analgesia（iv-PCA）を併用している。術創が小さく、早期離床が可能なロボット手術においては、従来の硬膜外チューブ留置による鎮痛が必須とはいえず、術創に合わせての腹直筋鞘ブロック、腹横筋膜面ブロックは有効である[3]。前立腺手術では仙骨硬膜外ブロックを併用する場合もある。

1 高度頭低位を伴わないロボット手術

上部消化管手術に対するロボット手術では頭低位を伴わない。出血量の軽減、微細な操作に有利とされるが、長時間の二酸化炭素による気腹が全身管理に影響する場合がある[4]。上部消化管悪性腫瘍の患者は高齢で、動脈硬化、慢性閉塞性肺疾患などを合併していることが多く、気腹に伴う後負荷増大、静脈還流低下、心拍出量低下により循環抑制を呈する可能性がある[5]。気腹により横隔膜が押し上げられて肺コンプライアンスは低下し、気道内圧は上昇、無気肺の発生も危惧される[6]。二酸化炭素の吸収によりPaco$_2$は上昇し、皮下気腫、縦隔気腫、気胸などの合併症が生じた場合、重篤な高度二酸化炭素血症となる可能性がある[7]。気腹が長時間となった場合、下肢の血流うっ滞から血栓を形成する可能性があり、周術期の肺血栓塞栓症にも注意が必要である[8]。

2 高度頭低位を伴うロボット手術（表1）

泌尿器科、産婦人科領域のロボット手術は25〜45°の高度頭低位で行われる。上半身のうっ血、横隔膜の挙上が起き、出血時に気腹圧を上げた場合、さらに呼吸循環に影響を及ぼすとともに、ガス塞栓の危険も生じる。高度頭低位で脳圧が上昇しても脳灌流は障害されないとする報告[9]もあるが、喉頭浮腫[10]、肺水腫[11]、心筋梗塞[12]、虚血性視神経症[13]、肩・上肢の圧迫による神経障害[14]などが報告されている。

1）呼吸管理

呼吸に関しては、特に肥満患者では気道内圧が上昇するため、圧外傷に注意し、従圧式換気を選択する場合が多い。適切な酸素化、換気が行えるように、吸入酸素濃度、呼気終末陽圧を調節する。頭低位、気腹に伴う合併症のうち、不可逆的で特に注意しなければいけないものとして、虚血性視神経症が挙げられる。頭低位により房水排出量が減少し、中心静脈圧が高くなるため眼圧が上昇し、高二酸化炭素血症により脈絡膜の血管拡張が起きると眼圧上昇が助長される[15]。高度頭低位を伴うロボット手術中の眼圧上昇は、吸入麻酔薬に比し、プロポフォールで軽度とする報告[16]があり、頭低位中はプロポフォール麻酔で、気道内圧の上昇はある程度許容し、二酸化炭素分圧を正常に保ったほうが、眼圧上昇に対しては効果的と思われる。

表1 高度頭低位を伴うロボット手術の問題点と対処

横隔膜挙上	肺コンプライアンス低下 気道内圧上昇 無気肺 心拍出量低下	適切な呼吸条件設定 適切な呼吸条件設定 リクルートメント手技 強心薬使用
上半身うっ血	喉頭浮腫 脳圧上昇 眼圧上昇	軽減するまで気道確保 灌流圧維持，モニタリング 高二酸化炭素血症回避
下肢血流うっ滞	深部静脈血栓 肺塞栓	予防策：モニタリング モニタリング，心肺補助
左室後負荷増大	心筋酸素消費量増大	十分な酸素供給
右室前負荷増大	頭頸部浮腫	制限輸液，脱血
肩・上肢への荷重	腕神経叢圧迫	注意深い体位作成
二酸化炭素気腹	ガス塞栓 皮下気腫 高二酸化炭素血症	早期発見：気腹中止 早期発見：ポート位置調整 適切な呼吸条件設定
その他	手術時間延長 出血時の対応の遅れ	慎重な観察と対応 輸液路，輸液・輸血製剤確保

2）循環管理

循環に関しては、頭低位により右室前負荷と左室後負荷が増大する。通常は血圧上昇が起きるが、僧帽弁逆流症患者では左室後負荷増大により逆流が増えて全身への駆出が低下し、増えた逆流により右室後負荷増大を来して循環不全となる可能性がある[17]。ドブタミンなど適切な強心薬を使用する必要がある。上半身のうっ血を軽減するには、できるだけ輸液を制限したほうが有利であるが、脳灌流圧、眼灌流圧を考慮すると、血圧低下は避けるべきであり[18]、強心薬使用には積極的でよいと考えられる。

3）麻酔の実際

われわれが行っている前立腺がんに対するロボット手術の麻酔を具体的に示す。

モニターは心電図、パルスオキシメータ2台（上肢と下肢）、直接動脈圧（体外式連続心拍出量測定用センサー付）、中心静脈圧（中心静脈血酸素飽和度モニター付）、経食道心エコー、呼気ガスモニター、体温計、バイスペクトラルインデックス、時に眼圧計を装着する。

麻酔導入はレミフェンタニル0.2～0.5 μg/kg/min、プロポフォール0.5～1.5 mg/kg、ケタミン0.5～1.0 mg/kg、ロクロニウム0.6 mg/kgで行い、気管挿管後はレミフェンタニル0.1～0.3 μg/kg/min、プロポフォール4～8 mg/kg/hrで維持し、適宜ケタミン、ロクロニウムを追加投与する。

内視鏡カメラ、ポートの挿入部位を考慮すると術創の神経支配領域はT8～L1であり、前立腺の知覚神経がT11～L2とS2～S4となる。患者の体格に合わせて極量を超えないように注意しながらロピバカインを適宜希釈し、腹直筋鞘ブロック、腹横筋膜面ブロック、仙骨硬膜外ブロックを施行して術中術後の鎮痛を図る。

麻酔導入後に、頭頸部浮腫予防と輸血製剤回避の目的で、内頸静脈カテーテルより自己血800 gを採取する[19]。前負荷を軽減する目的があるので、輸液負荷は行わず、経食道心エコーで観察しながら、必要時は強心薬を投与する[20]。以後も頭低位中は大量出血しないかぎり、輸液を制限して、頭頸部浮腫の予防に努める。採取した血液は頭低位解除後にゆっくり返

血する。

　術後鎮痛として、術中よりフェンタニルまたはモルヒネをボーラスしたのち、iv-PCA を施行している。フェンタニルまたはモルヒネに少量のケタミンとドロペリドールを加えて生理食塩液と混合して 100 mL としたものをベース 2 mL/hr、ボーラス 1 mL、ロックアウトタイム 30 分で投与している。

　手術終了後は回復室で喉頭ファイバー、カフリークテストを行い、喉頭浮腫の有無を確認する。浮腫が確認された場合、気管挿管のまま集中治療部に搬送するが、上半身挙上により速やかに軽減し、抜管可能となることが多い。長時間、大量出血となった症例では慎重を期す必要がある。意識回復後は指数弁による視力確認を行い、集中治療部で一晩経過観察したのち、病棟帰室となる。

【文　献】

1) Kalmar AF, Foubert L, Hendrickx JF, et al. Influence of steep Trendelenburg position and CO_2 pneumoperitoneum on cardiovascular, cerebrovascular, and respiratory homeostasis during robotic prostatectomy. Br J Anaesth 2010 ; 104 : 433-9.
2) Awad H, Waiker CM, Shaikh M, et al. Anesthetic considerations for robotic prostatectomy : a review of the literature. J Clin Anesth 2012 ; 24 : 494-504.
3) 斎藤淳一，北山眞任，地主　継．泌尿器科手術．廣田和美編．全静脈麻酔 PRK（プロポフォール-レミフェンタニル-ケタミン）の実際―超音波ガイド下末梢神経ブロックとの組み合わせ―．東京：克誠堂出版；2015．p.103-20.
4) Terashima M, Tokunaga M, Tanizawa Y, et al. Robotic surgery for gastric cancer. Gastric Cancer 2015 ; 18 : 449-57.
5) 木村　太．腹部内視鏡手術の術後管理．松木明知，石原弘規編．手術直後の患者管理（改訂第 2 版）．東京：克誠堂出版；2000．p.185-6.
6) Talab HF, Zabani IA, Abdelrahman HS, et al. Intraoperative ventilator strategies for prevention of pulmonary atelectasis in obese patients undergoing laparoscopic bariatric surgery. Anesth Analg 2009 ; 109 : 1511-6.
7) Kumar CM, Lam JF, Rao D. Unexplained hypercarbia may indicate subcutaneous emphysema during laparoscopy. Anaesth Intensive Care 2015 ; 43 : 272-3.
8) Holzheimer RG. Laparoscopic procedures as a risk factor of deep venous thrombosis, superficial ascending thrombophlebitis and pulmonary embolism-case report and review of the literature. Eur J Med Res 2004 ; 9 : 417-22.
9) Closhen D, Treiber AH, Berres M, et al. Robotic assisted prostatic surgery in the Trendelenburg position does not impair cerebral oxygenation measured using two different monitors : a clinical observational study. Eur J Anaesthesiol 2014 ; 31 : 104-9.
10) Phong SV, Koh LK. Anaesthesia for robotic-assisted radical prostatectomy : considerations for laparoscopy in the Trendelenburg position. Anaesth Intensive Care 2007 ; 35 : 281-5.
11) Hong JY, Oh YJ, Rha KH, et al. Pulmonary edema after da Vinci-assisted laparoscopic radical prostatectomy : a case report. J Clin Anesth 2010 ; 22 : 370-2.
12) Thompson J. Myocardial infarction and subsequent death in a patient undergoing robotic prostatectomy. AANA 2009 ; 77 : 365-71.
13) Weber ED, Colver MH, Lesser RL, et al. Posterior ischemic neuropathy after minimally invasive prostatectomy. J Neuro-Ophthalmol 2007 ; 27 : 285-7.
14) Devarajan J, Byrd JB, Gong MC, et al. Upper and middle trunk brachial plexopathy after robotic prostatectomy. Aneths Analg 2012 ; 115 : 867-70.
15) 松山　薫，藤中和三，鷹取　誠．ロボット支援腹腔鏡下前立腺全摘除術中の眼圧変化．麻酔 2014；63：1366-8.
16) Yoo YC, Shin S, Choi EK, et al. Increase in intraocular pressure is less with propofol than with sevoflurane during laparoscopic surgery in the steep Trendelenburg position. Can J Anesth 2014 ; 61 : 322-9.
17) Niwa H, Kimura F, Hirota K, et al. Finger pulse oximetry detects an intense congestion : a case report. Eur J Anaesthesiol 2014 ; 31 : 121-3.
18) 丹羽英智，矢越ちひろ．産婦人科手術．廣田和美編．全静脈麻酔 PRK（プロポフォール-レミフェン

タニル-ケタミン）の実際─超音波ガイド下末梢神経ブロックとの組み合わせ─. 東京：克誠堂出版；2015. p.121-34.
19) 西村雅之, 木村 太, 橋本 浩ほか. 希釈式自己血輸血により同種血輸血を回避できた Rh（-）患者の肝右葉切除術の麻酔経験. 麻酔 2014；63：88-90.
20) Saito J, Kimura F, Hirota K, et al. Impact of robot-assisted laparoscopic prostatectomy on the management of general anesthesia：efficacy of blood withdrawal during a steep Trendelenburg position. J Anesth 2015；29：487-91.

（木村　太）

G 四肢手術

はじめに

　四肢の悪性腫瘍は、骨・軟部組織に発生するものとして、骨肉腫、軟骨肉腫、ユーイング肉腫、悪性線維性組織球腫、脂肪肉腫、滑膜肉腫、横紋筋肉腫、血管肉腫、線維肉腫などがあり、皮膚に発生するものとして、悪性黒色腫、有棘細胞がんなどがある[1]（表1）。若年者に発症するもの、肺などへの転移が早期に起こるものが多く、予後不良のことが多い[2]。

1 ｜ 上　肢

　上肢の悪性腫瘍手術では、どのような切除・再建が行われるかにより、麻酔方法を検討する。侵襲が小さければ、単回投与の腕神経叢ブロックに monitored anesthesia care を併用して術中管理可能な場合もあるが[3]、侵襲が大きく、術後痛も高度と判断される場合は、気管挿管による全身麻酔に硬膜外鎮痛あるいはチュービングを伴う腕神経叢ブロックを併用して複合性局所疼痛症候群（complex regional pain syndrome：CRPS）発症を予防するのがよい[4]。

2 ｜ 下　肢

　下肢の悪性腫瘍手術では、侵襲が小さく、禁忌がなければ、脊髄くも膜下麻酔、硬膜外麻酔が適応となる[5]。侵襲が大きい場合は、全身麻酔となるが、大腿神経ブロック、坐骨神経ブロック、硬膜外鎮痛などを併用して、ストレス反応を抑えたほうが免疫能の保持に有利と思われる[6]。ターニケットを使用する場合は、後負荷の増大、ターニケットペインへの対処を行うとともに、解除時の全身状態の変動にも注意が必要である[7]。歩行不能期間が長い場合は、血栓、肺塞栓の危険性が高くなる[8]。

表1 四肢に発生する悪性腫瘍

骨・軟部組織	骨肉腫
	軟骨肉腫
	ユーイング肉腫
	悪性線維性組織球腫
	脂肪肉腫
	滑膜肉腫
	横紋筋肉腫
	血管肉腫
	線維肉腫
皮　膚	悪性黒色腫
	有棘細胞がん

【文　献】

1) Hajdu SI, Hajdu EO, Hajdu SP. Cytopathology of soft tissue and bone tumors. Monogr Clin Cytol 1989；12：1-348.
2) Letourneau PA, Xiao L, Harting MT, et al. Location of pulmonary metastasis in pediatric osteosarcoma is predictive of outcome. J Pediatr Surg 2011；46：1333-7.
3) 高田典和，北山眞任，廣田和美ほか．末梢神経ブロックを中心としたMACにより管理した先天性表皮水疱症患者の上肢悪性腫瘍手術の経験．日臨麻会誌 2014；34：S304.
4) 木村　太，鎌田信仁，廣田和美ほか．上肢のCRPS type Iに0.75％ロピバカインを用いた腕神経叢ブロックが有効であった1症例．ペインクリニック 2014；35：961-3.
5) Matinian NV, Saltanov AI. Combined spinal epidural anesthesia during endoprosthetic surgeries for bone tumors in old-age children. Anesteziol Reanimatol 2005；Jan-Feb：17-9.
6) Wei L, Meng QG, Bi ZG. Result of a randomized clinical trial comparing different types of anesthesia on the immune function of patients with osteosarcoma undergoing radical resection. Panminerva Med 2013；55：211-6.
7) Townsend HS, Goodman SB, Schurman DJ, et al. Tourniquet release：systemic and metabolic effects. Acta Anaesthesiol Scand 1996；40：1234-7.
8) Minet C, Potton L, Bonadona A, et al. Venous thromboembolism in the ICU：main characteristics, diagnosis and thromboprophylaxis. Crit Care 2015；19：287 doi 10.1186/s13054-015＋1003-9.

（木村　太）

5 輸血と腫瘍免疫

はじめに

　輸血医療は決して表舞台に立つことはないが、現在の悪性腫瘍治療や先進医療・移植医療・大手術・救急医療を支える重要な分野である。悪性腫瘍における輸血医療は、周術期管理としての輸血のほか、抗がん療法による骨髄抑制時にも欠くことのできないものとなっている。本章では、同種血輸血の問題点、自己血輸血の利点を主体に述べる。タイトルにある輸血と免疫修飾の関連性は、現在エビデンスが確立しておらず、その重要性は低下しているが、その点に関しても後述する。特に弘前大学医学部附属病院において全国で最も多く施行されている希釈式自己血輸血の有用性を強調したい。

1　特定生物由来製品としての輸血用血液製剤

1）生物由来製品と特定生物由来製品[1]（図1）

　生物由来製品とは、ヒトその他の生物（植物を除く）の細胞、組織などに由来する原料または材料を用いた製品のうち、保健衛生上特別の注意を要するものと定義される。その特徴として、①未知の感染性因子を含有している可能性が否定できない場合がある、②不特定多数のヒトや動物から採取されている場合には感染性因子混入のリスクが高い、③感染性因子の不活化処理などに限界がある場合がある、の3点が挙げられている。医療機関においては、これらの製品に由来すると疑われる感染症が起こった際に厚生労働省への報告が必要となる。

　特定生物由来製品とは、生物由来製品のうち、販売し、賃貸し、または授与した後において当該生物由来製品による保健衛生上の危害の

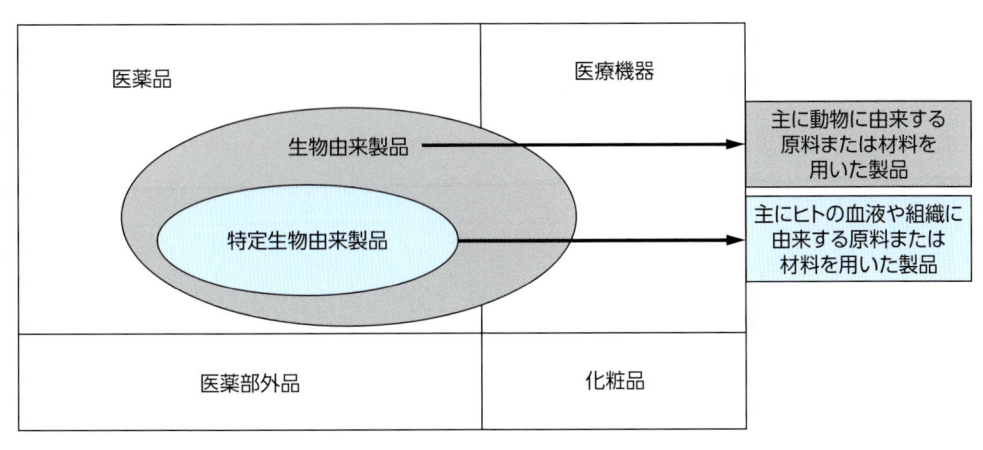

図1　生物由来製品・特定生物由来製品の概念

表1　特定生物由来製品使用に際して医療機関・薬局が遵守しなければならない事項

1．患者への適切な説明	使用する製品のリスクとベネフィットについて患者（またはその家族）に説明を行い，理解を得る （文書によるインフォームドコンセントの取得）
2．使用記録の作成・保管	使用した製品の情報を記録し，20年間保管する ＜記録する情報＞ 　製品名 　製造番号（製造記号） 　患者の氏名・住所 　投与日
3．感染症などの報告	使用した製品に由来すると疑われる感染症などが発生した場合は，厚生労働省へ報告すると同時に、製造販売業者に情報提供する

発生または拡大を防止するための措置を講ずることが必要なものであり、厚生労働大臣が指定する。輸血用血液製剤や血液凝固因子、ヒト血清アルブミン、ヒト免疫グロブリン、ヒト胎盤抽出物などが該当する。特定生物由来製品を使用する場合、医療機関・薬局は、①患者への適切な説明、②使用記録の作成・保管（20年間）、③感染症などの報告が必要である（表1）。

2）種　類

輸血用血液製剤は、a.赤血球製剤、b.血漿製剤、c.血小板製剤に大別される。全血液は現在ほとんど使用されない。また、合成血や洗浄赤血球、解凍赤血球などの特殊な輸血用血液製剤は、本書の主題から外れるので記載を省略する。本邦は、すべての輸血用血液製剤を献血血液によって単一ドナーから製造しているが、国によって原料（献血・非献血）や製造方法（単一ドナー・プールドナー）、1単位（あるいは1袋）の容量、ならびに保管期間（使用有効期間）が異なる。海外の論文やデータを参照するときには注意が必要である。また、2007年より日本赤十字社から供給される輸血用血液製剤は、すべて保存前白血球除去（leukocyte-reduced：LR）が行われている。このことは、後述する「輸血による免疫修飾」に大きな変貌をもたらした。

a．赤血球液（RBC）

赤血球液（red blood cells：RBC）製剤には、200 mL全血献血から製造されるRBC-LR-1（140 mL）と400 mL全血献血から製造されるRBC-LR-2（280 mL）がある。

b．新鮮凍結血漿（FFP）

新鮮凍結血漿（fresh frozen plasma：FFP）には、200 mL全血献血から製造されるFFP-LR120（120 mL）と400 mL全血献血から製造されるFFP-LR240（240 mL）、成分献血から製造されるFFP-LR480（480 mL）がある。

c．濃厚血小板（PC）

現在、本邦では濃厚血小板（platelet concentrate：PC）はほとんどが成分献血によって製造されている。PC-LR-5（100 mL）、PC-LR-10（200 mL）、PC-LR-15（250 mL）、PC-LR-20（250 mL）がある。規格として少量のPC-LR-1（20 mL）、PC-LR-2（40 mL）があるが、これらは医療機関からの要請時にそれぞれ200 mLと400 mL全血献血血液からの要事調整となっている。

本邦の臨床現場で多用されるRBC、FFP、PCに関しての単位、容量、含有成分量、保存条件と最終有効期限などの特徴について表2に示す。

表2 主要な輸血用血液製剤の種類と特徴

種類	製品名	容量	製造方法	保管温度	有効期日
赤血球	RBC-LR-1 RBC-LR-2	140 mL 280 mL	200 mL 全血献血から製造 400 mL 全血献血から製造	2〜6℃	献血後 21 日間
血漿	FFP-LR120 FFP-LR240 FFP-LR480	120 mL 240 mL 480 mL	200 mL 全血献血から製造 400 mL 全血献血から製造 成分献血にて製造	−20℃以下	献血後 1 年間
血小板	PC-LR-1 PC-LR-2 PC-LR-10 PC-LR-15 PC-LR-20	20 mL 40 mL 200 mL 250 mL 250 mL	200 mL 全血献血から製造（要事調整） 400 mL 全血献血から製造（要事調整） 成分献血にて製造 成分献血にて製造 成分献血にて製造	20〜24℃ 水平振盪	献血後 4 日間 （4日目の24時まで）

表3 赤血球液（RBC-LR）投与時の予測上昇 Hb 値（投与早見表）

RBC-LR-1 投与本数	_	_	_	_	体重 (kg)	_	_	_	_	_	_	_	_	_
	5	10	15	20	25	30	35	40	45	50	60	70	80	90	100
1	7.6	3.8	2.5	1.9	1.5	1.3	1.1	0.9	0.8	0.8	0.6	0.5	0.5	0.4	0.4
2		7.6	5.0	3.8	3.0	2.5	2.2	1.9	1.7	1.5	1.3	1.1	0.9	0.8	0.8
3			7.6	5.7	4.5	3.8	3.2	2.8	2.5	2.3	1.9	1.6	1.4	1.3	1.1
4				7.6	6.1	5.0	4.3	3.8	3.4	3.0	2.5	2.2	1.9	1.7	1.5
6					9.1	7.6	6.5	5.7	5.0	4.5	3.8	3.2	2.8	2.5	2.3
8							8.7	7.6	6.7	6.1	5.0	4.3	3.8	3.4	3.0
10								9.5	8.4	7.6	6.3	5.4	4.7	4.2	3.8

(g/dL)

※RCC-LR-1 の Hb 量＝26.5 g/1 本（日本赤十字社社内資料）で計算

予測上昇 Hb 値（g/dL）＝ $\frac{投与Hb量 (g)}{循環血液量 (dL)}$

循環血液量：70 mL/kg ［⇒循環血液量（dL）＝体重（kg）×70 mL/kg/100］

［例］体重 50 kg の成人（循環血液量 35 dL）に RBC-LR-2（Hb 量＝26.5 g×2＝53 g）を投与することにより，Hb 値は約 1.5 g/dL 上昇することになる．

（日本赤十字社血液事業本部医薬情報課．血液製剤投与早見表（2010 年 10 月改訂）．東京：日本赤十字社：2010 より引用）

2 輸血用血液製剤の使用指針[2)]

a. 赤血球液（RBC）

目的：末梢循環系への十分な酸素供給

RBC-LR 投与時の予測上昇 Hb 値を参照（表3）[3)]に，予想出血量を想定しながら輸血量を決定する．例えば出血のない場合、体重 50 kg の患者に RBC-LR-2 を 1 袋投与すると Hb 値は 1.5 g/dL 上昇する．

❶ 急性出血の場合

- 急性出血（主として外科的適応）の場合，Hb 値が 10 g/dL を超える場合は輸血を必要とすることはないが、6 g/dL 以下では輸血はほぼ必須とされている。Hb 値のみで輸血の開始を決定することは適切ではないと付記されている。
- 周術期の赤血球液輸血は、Hb の実測値よりも、中心静脈血酸素飽和度（Scv_{O_2}）などの全身の酸素需給のバランスモニターが適しているかもしれない。

❷ 慢性出血の場合

- 血液疾患などによる慢性出血の場合には、1日の輸血総量は 1〜2 単位（200〜400 mL 全血献血由来の RBC）にとどめ、輸血による循環過剰負荷を避ける。患者の年齢や基

5．輸血と腫瘍免疫　73

表4 新鮮凍結血漿（FFP-LR 120/240/480）投与時の予測上昇凝固因子活性値（投与早見表）

投与本数（投与量）※	5	10	15	20	25	30	35	40	45	50	60	70	80	90	100
1本（120 mL）	60	30	20	15	12	10	9	8	7	6	5	4	4	3	3
2本（240 mL）		60	40	30	24	20	17	15	13	12	10	9	8	7	6
3本（360 mL）		90	60	45	36	30	26	23	20	18	15	13	11	10	9
4本（480 mL）			80	60	48	40	34	30	27	24	20	17	15	13	12
5本（600 mL）			100	75	60	50	43	38	33	30	25	21	19	17	15
6本（720 mL）				90	72	60	51	45	40	36	30	26	23	20	18
7本（840 mL）					84	70	60	53	47	42	35	30	26	23	21
8本（960 mL）					96	80	69	60	53	48	40	34	30	27	24
9本（1080 mL）						90	77	68	60	54	45	39	34	30	27
10本（1200 mL）						100	86	75	67	60	50	43	38	33	30

体重（kg）

因子	血中（生体内）回収率（%）
フィブリノゲン	50
プロトロンビン	40〜80
第V因子	80
第Ⅷ因子	70〜80
第Ⅸ因子	60〜80
第X因子	40〜50
第XI因子	50
第XII因子	90〜100
第XIII因子	—
フォンヴィレブランド因子	5〜100
—	—

補充凝固因子の血中回収率を100%※とした場合
※：血中回収率は目的とする凝固因子により異なる．
例）＜FFP-LR 120（約120 mL）＞

予測上昇凝固因子活性値（％）＝ 新鮮凍結血漿の投与量（mL）×血中回収率（％） / 循環血漿量（mL）

循環血漿量：40 mL/kg [70 mL/kg※×（1−Ht/100）]
※：循環血液量
（日本赤十字社血液事業本部医薬情報課．血液製剤投与早見表（2010年10月改訂）．東京：日本赤十字社：2010より引用）

表5 凝固因子の生体内レベルにおける動態と止血レベル

因子	止血に必要な濃度[*1]	生体内半減期	生体内回収率	安定性（4℃保存）
フィブリノゲン	75〜100 mg/dL*	3〜6日	50%	安定
プロトロンビン	40%	2〜5日	40〜80%	安定
第V因子	15〜25%	15〜36時間	80%	不安定[*2]
第VII因子	5〜10%	2〜7時間	70〜80%	安定
第VIII因子	10〜40%	8〜12時間	60〜80%	不安定[*3]
第IX因子	10〜40%	18〜24時間	40〜50%	安定
第X因子	10〜20%	1.5〜2日	50%	安定
第XI因子	15〜30%	3〜4日	90〜100%	安定
第XII因子	—	—	—	安定
第XIII因子	1〜5%	6〜10日	5〜100%	安定
フォンヴィレブランド因子	25〜50%	3〜5時間	—	不安定

[*1]：観血的処置時の下限値
[*2]：14日保存にて活性は50%残存
[*3]：24時間保存にて活性は25%残存
　　（AABB：blood transfusion therapy 7th ed. 2002. p.27）
*：一部を改訂
〔血液製剤の使用指針．（平成17年9月改訂版，平成24年3月一部改正）より〕
（日本赤十字社血液事業本部医薬情報課．血液製剤投与早見表（2010年10月改訂）．東京：日本赤十字社：2010より引用）

礎疾患、バイタルなどを参考にするが、輸血のトリガーはHb 7 g/dLと考えられている。

b．新鮮凍結血漿（FFP）

目的：凝固因子補充による止血。予防投与の意味はない。

- FFP-LR投与時の予測上昇凝固因子活性値（表4）[3]を参照に、輸血量を決定する。凝固因子の生体内における動態と止血に必要な濃度は、凝固因子により異なる（表5）[3]、生体内半減期や生体内回収率を参考にして投与量と投与間隔を決定する。凝固因子の消費が激しい播種性血管内凝固（disseminated intravascular coagulation：DIC）のような状況では、1日に2〜3分割投与をする必要性が生じる場合がある。
- 循環血液量を超えるような大量出血が生じた場合に、赤血球液や膠質浸透圧維持液の輸液ばかりが優先されると、希釈性凝固障害を招来する。凝固障害時の出血は"oozing"と呼ばれる染み出し出血で、外科的に止血することは困難である。
- 大量出血時の止血困難時の輸血治療で最も重要なのはフィブリノゲンであり、最低でも100 mg/dL以上を維持しなければ、出血のコントロールは困難であることが多い。
- 大量出血の際には、術中の止血能の評価が重要[4,5]である。手術室内でモニターできるトロンボエラストメトリー（TEG、ROTEMなど）は凝固能を総合的に評価するのに優れている。これらの機器では、止血困難な状況が凝固因子の欠乏によるのか線溶異常によるのかなどを判断するのに有用である。これらの機器がない場合でも、PT、APTT、フィブリノゲンを迅速に測定して希釈性凝固障害の有無を判断し、対応することは重要である。

c．濃厚血小板（PC）

目的：止血を図る、または投与による出血の防止

- PC-LR投与時の予測血小板増加数値（表6）[3]を参照に、出血の程度と出血リスクを想定しながら輸血量を決定する。例えば出血による体外喪失がない場合、体重50 kgの患者にPC-LR-10を1袋投与すると血小板数は3.8万/μL増加する。
- 一般的に、外科手術などの侵襲的な手技を

表6 濃厚血小板（PC-LR）投与時の予測血小板増加数値（投与早見表）

PC投与 単位数	体重 (kg)														
	5	10	15	20	25	30	35	40	45	50	60	70	80	90	100
1	3.8	1.9	1.3	1.0	0.8	0.6	0.5	0.5	0.4	0.4	0.3	0.3	0.2	0.2	0.2
2	7.6	3.8	2.5	1.9	1.5	1.3	1.1	1.0	0.8	0.8	0.6	0.5	0.5	0.4	0.4
5	19.0	9.5	6.3	4.8	3.8	3.2	2.7	2.4	2.1	1.9	1.6	1.4	1.2	1.1	1.0
10		19.0	12.7	9.5	7.6	6.3	5.4	4.8	4.3	3.8	3.2	2.7	2.4	2.1	1.9
15			19.0	14.3	11.4	9.5	8.2	7.1	6.3	5.7	4.8	4.1	3.6	3.2	2.9
20				19.0	15.2	12.7	10.9	9.5	8.5	7.6	6.3	5.4	4.8	4.2	3.8

(万/μL)

※濃厚血小板1単位：含有血小板数 0.2×10^{11} 個以上

血小板輸血直後の予測血小板増加数 $(/\mu L) = \dfrac{輸血血小板総数}{循環血液量 (mL) \times 10^3} \times \dfrac{2}{3}$

循環血液量：70 mL/kg ［⇒循環血液量 (mL)＝体重 (kg)×70 mL/kg］

［例］体重50 kgの成人（循環血液量3,500 mL）に濃厚血小板5単位（1.0×10^{11} 個以上の血小板を含有）を投与すると，直後には輸血前の血小板数より 19,000/μL 以上増加することが見込まれる．

なお，1回投与量は，原則として上記計算式によるが，実務的には通常10単位が使用されている．

体重25 kg以下の小児では10単位を3〜4時間かけて輸血する．

（日本赤十字社血液事業本部医薬情報課．血液製剤投与早見表（2010年10月改訂）．東京：日本赤十字社：2010 一部改変より引用）

施行する場合、積極的止血に働くための血小板数は 5万/μL 以上必要だといわれている。

● 開心術における体外循環中は、人工心肺回路で血小板が活性化されることが知られている。活性化した血小板は脾臓に捕捉されたり、回路内に結合したりするため、血小板数が低下する。このため、状況が許すのであれば血小板は心肺回路停止後に輸血したほうが効率的である。

3 同種血輸血の問題点

1）献血人口減少に伴う、将来的な同種血不足の危機[6]

本邦は、世界に例をみない急速な少子高齢化が進行し深刻な問題となっている。ボランティアに支えられる献血人口の減少ならびに輸血を必要とする高齢者の増加の両面から、近い将来に輸血医療に危機的状況を生じることが懸念されている。

日本赤十字社血液事業本部によると、将来推計人口に基づく輸血用血液製剤の供給本数など

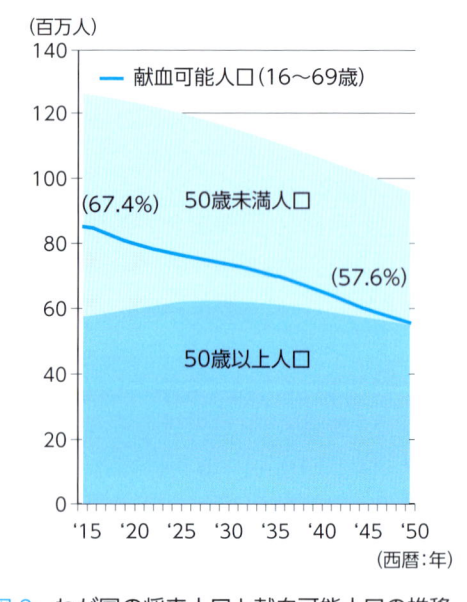

図2 わが国の将来人口と献血可能人口の推移

グラフ内の数値は，2014年と2050年における全人口からみた献血可能人口の割合
出生率中位（死亡率中位）の場合
注）・将来人口推移は国立社会保障・人口問題研究所の「日本の将来推計人口（平成24年1月推計）」に基づく．
〔厚生労働省．わが国における将来推計人口に基づく輸血用血液製剤の供給本数等と献血者数のシミュレーション（2014年試算）．（平成26年12月2日改訂）日本赤十字社血液事業本部. http://www.mhlw.go.jp/file/05-Shingikai-11121000-Iyakushokuhinkyoku-Soumuka/0000067177.pdf（2015年11月閲覧）より引用〕

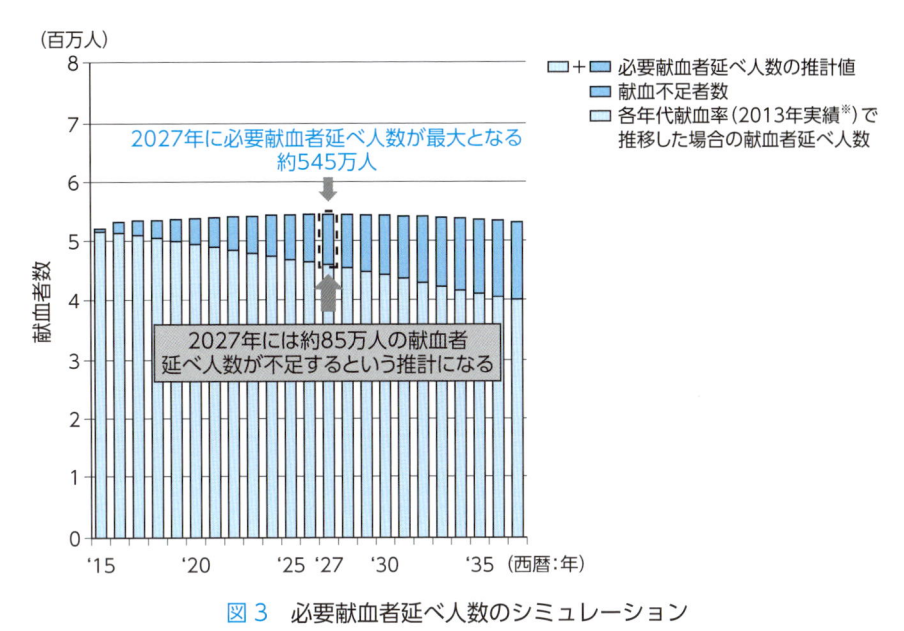

図3 必要献血者延べ人数のシミュレーション

出生率中位（死亡率中位）の場合
※：2013年の年代別献血率（＝献血者延べ人数/年代別人口）
　　16歳〜19歳：6.4％，20代：7.4％，30代：6.9％，40代：8.1％，50代：6.2％，60代：2.0％
東京都福祉保健局がまとめた2012年輸血状況調査結果と，将来推計人口を用いて将来の輸血用血液製剤の供給予測数を算出し，供給に必要な献血者延べ人数を算出すると，2027年には約545万人必要となるシミュレーションになる．
また，2013年の年代別献血率（＝年代別献血者延べ人数/年代別人口）を今後も維持すると仮定し，将来推計人口より，仮想の献血者延べ人数を算出すると，2027年は，約459万人になると推計され，約85万人の献血者延べ人数が不足するというシミュレーションになる．
〔厚生労働省．わが国における将来推計人口に基づく輸血用血液製剤の供給本数等と献血者数のシミュレーション(2014年試算) http://www.mhlw.go.jp/file/05-Shingikai-11121000-Iyakushokuhinkyoku-Soumuka/0000067177.pdf（2015年11月閲覧）より引用〕

と献血者数のシミュレーション結果では，2014年と2050年を比較すると，人口は約1億2,730万人から約9,708万人に，献血可能人口比率は67.4％から57.6％に減少する（図2）[6]。年代別輸血使用状況は50歳以上が84.5％を占めており，必要献血者延べ人数が最多となる2027年には約85万人の献血者延べ数が不足するという推計結果が出ている（図3）[6]。近い将来，希望した血液製剤が早急に供給されない最悪の事態も想定しつつ，適切な輸血用血液製剤の使用を推進することが喫緊の課題である。

2) 副反応[7]

本邦において献血血液は、すべてボランティアによって供給されている。現在の医療で欠かすことのできない輸血用血液製剤ではあるが、100％安全な特定生物由来製品ではない。他人から供給された同種血輸血の副反応は、主に感染性副反応と免疫性副反応である。同種血の有害事象については、看視項目（症状項目）として16項目を表7に、診断（副反応事象）を表8に列挙し、重要なものを下記に詳記する。

a. 輸血による感染症

日本赤十字社では、献血時に問診などの検診を行うことで、病原体に感染している危険性の

表7　輸血副作用の症状項目（高本班）

1）発熱	10）頭重感・頭痛
2）悪寒・戦慄	11）血圧低下
3）熱感・ほてり	12）血圧上昇
4）瘙痒感・かゆみ	13）動悸・頻脈
5）発赤・顔面紅潮	14）血管痛
6）発疹・蕁麻疹	15）意識障害
7）呼吸困難	16）赤褐色尿（ヘモグロビン尿）
8）嘔気・嘔吐	17）その他
9）腹痛・胸痛・腰背部痛	

青字項目は重症副作用の可能性が高く，詳細を確認すること．
1）発熱：38℃以上あるいは輸血前より発熱していた場合には開始後に1℃以上の上昇
7）呼吸困難：チアノーゼ，喘鳴，呼吸状態の悪化などを含む
11）血圧低下：30 mmHg 以上の収縮期血圧低下
12）血圧上昇：30 mmHg 以上の収縮期血圧上昇
13）頻脈：成人では 100/min 以上

表8　代表的な輸血副反応

	即時型	遅発型
感染性副作用	ブドウ球菌感染 エルシニア・エンテロコリチカ菌感染 その他の細菌感染	HBV 感染 HCV 感染 HIV 感染 HTLV-1 感染 その他の病原体感染（細菌を除く）
溶血性副作用	急性溶血	遅発性溶血
非溶血性副作用 （免疫性）	非溶血性発熱反応 アレルギー反応 アナフィラキシーショック 輸血関連急性肺障害（TRALI） 輸血関連循環過負荷（TACO） 輸血関連紫斑病（PTP）	輸血後移植片対宿主病（PT-GVHD） 同種抗体産生
非溶血性副作用 （非免疫性）	クエン酸中毒	鉄過剰症

ある供血者をスクリーニングしている。さらに、献血血液については、表9[3)]に示す感染症関連のスクリーニング検査を実施している（2015年12月現在）。

■ **ウイルス感染**

ウイルス感染で、感染源として重要なウイルスはB型肝炎ウイルス（HBV）、C型肝炎ウイルス（HCV）、ヒト免疫不全ウイルス（HIV）である。以前まで、HBVでは年間数件、HCVとHIVでは数年に1件の輸血によるウイルス感染が証明されていた。しかし、2014年8月より献血血液に対して個別核酸増幅検査を施行するようになって以降、2015年12月現在まで輸血後ウイルス感染症被害は報告されていない。以前よりは格段に安全性が増した輸血用血液製剤が供給されているが、個別核酸増幅検査の検出感度限界は、HBVで34日、HCVで23日、HIVで11日といわれており、感染から検査の検出感度に満たないこの時期を「ウインドウピリオド（ウインドウ期；空白期間）」という。現在でも、ウインドウ期の献血血液はごく微量に存在するウイルスを検出できないため、各医療機関に供給されて輸血される危険性がある。このため、同種血輸血を受けた場合には輸血3ヶ月後に輸血後感染症検査（HBV核酸増幅検査、HCVコア

表9 日本赤十字社における献血血液の感染症関連スクリーニング検査内容

1. HBs抗原検査
2. HBs抗体検査
3. HBc抗体検査
4. HBV核酸増幅検査
5. HCV抗体検査
6. HCV核酸増幅検査
7. HIV-1, 2抗体検査
8. HIV-1, 2核酸増幅検査
9. HTLV-1抗体検査
10. 梅毒トレポネーマ抗体検査
11. ヒトパルボウイルスB19抗原検査
12. 肝機能（ALT）検査

(日本赤十字社血液事業本部医薬情報課．血液製剤投与早見表（2010年10月改訂）．東京：日本赤十字社：2010より引用)

抗原、HIV核酸増幅検査）が励行されている。

■ 細菌感染

細菌感染で、重要な菌はブドウ球菌とエルシニア・エンテロコリチカ菌である。前者は採血時の不十分な消毒や消毒不可能な毛嚢・毛根などの刺入、皮膚片の混入に伴い無菌献血バッグに混入する。同種血・自己血でも同様に生じる危険性を有する。防止対策として、日本赤十字社では、2007年から献血時の初流血除去（25 mL）を行っている。後者は発熱・下痢を伴う食中毒の原因菌で、症状が数日で消失してからも、少量の菌が血液中に存在する（無症候性菌血症）状態が約3週間持続する。このため、同種血・自己血いずれの採血時にも、過去4週間以内に発熱を伴う重篤な下痢症状がなかったことを確認する必要性がある。

■ その他

梅毒に関しては、梅毒トレポネーマ抗体検査をしている。また、梅毒は4℃4日間で死滅するため、濃厚血小板を除く輸血用血液製剤は献血後4日目以降に医療機関に供給されるシステムになっている。

プリオンは、輸血により感染する可能性が指摘されたために、献血前問診によってイギリスの渡航歴・滞在歴によって、感染の危険性のある献血者をスクリーニングしている。また、マラリヤ、シャーガス病に関しても、好発地域への滞在歴・出生歴などでスクリーニングがされている。

いずれの病原体も、本邦においても、100%感染の危険性がないとはいえない。同種血を輸血する際には、血液製剤の使用指針に基づき、適応に十分留意して施行すべきである。

b．輸血による免疫反応

■ 溶血性副反応

急性溶血性副反応（acute hemolytic transfusion reactions：AHTR）は、その大部分がABO不適合輸血による。まれにLewis型などの血液型不適合でも認められる。不適合輸血後数分で激烈な症状を呈することが多い。正確な頻度調査は困難であるが、2004年に日本輸血・細胞治療学会が実施した調査[8]でのABO不適合輸血の頻度は輸血20万件あたり1件で、死亡率は18%であった。輸血された赤血球表面上の抗原に対するIgM抗体を患者が保有している場合、血管内で抗原抗体反応が起こり、補体の活性化を伴うことによって赤血球が破壊される。サイトカインの過剰な産生・放出により、血圧低下・ショック、DICを生じ、腎不全から多臓器不全へと進展する。ただちに輸血を中止し、生理食塩水輸液と利尿の確保（場合により透析）、DICの治療と血圧維持の治療を遅滞なく施行する。交換輸血を行う場合もある。

遅発性溶血副作用（delayed hemolytic transfusion reactions：DHTR）は、輸血後24時間以降、大部分は輸血後（3～15日後）に生じる。多くの場合、IgG抗体に結合された赤血球が脾臓で破壊される血管外溶血のパターンで発症する。

DHTRの大部分は二次免疫応答による。すなわち、過去に輸血や妊娠・分娩などで非自己赤血球に感作され、IgG同種抗体を産生した患者に、対応抗原陽性の赤血球が輸血されることで

抗原刺激が生じると、輸血前に検出感度以下であったIgG同種抗体価が急激に増加して、輸血された赤血球を認識して溶血させるものである。通常は輸血後24時間以降（多くの場合は3～15日後）に黄疸、褐色尿、発熱やHb値の低下が生じるが、腎保護などの適切な治療により予後は良好であることが多い。まれに血管内溶血を来す場合もある。重症化して急性腎不全、多臓器不全による死亡例も報告されている。本邦では、Kidd型（抗Jka、抗Jkb）、Rh型（抗E、抗c、抗C、抗e）の不規則抗体が原因となることが多い。

■ 発熱（非溶血性発熱反応）

非溶血性発熱性輸血反応は、38℃以上の発熱（輸血前にすでに発熱している場合には1℃以上の上昇）、あるいは悪寒・戦慄のどちらかの症状を認めるものと定義される。多くは上記症状に加えて、頭痛・吐気を伴う。ほとんどの症例では原因が特定できないが、抗白血球抗体、抗血小板抗体、サイトカインなどの関与が考えられている。特に発熱性サイトカインの影響が大きいとされており、輸血用血液製剤バッグ内に残存白血球が少なければ、発熱副作用が抑えられるという報告がある。現在、日本赤十字社から供給される輸血用血液製剤はすべて保存前白血球除去が行われるようになったため、同種血輸血による非溶血性発熱反応は以前よりは頻度が減少した。初期治療としては、鎮痛解熱薬の投与や副腎皮質ステロイドの投与が施行される。

■ 蕁麻疹などのアレルギー反応とアナフィラキシー

Ⅰ型アレルギー反応の結果として、蕁麻疹や浮腫が生じる場合がある。原因物質の多くは血漿タンパクと考えられているが、発症の予測や予防は困難で、対症療法が主体となる。このアレルギー反応に血圧低下、呼吸困難などの重篤な全身症状を呈するものをアナフィラキシーと称する。欧米ではIgA欠損症が多いと報告されている。本邦ではハプトグロビン欠損症のほうが多いが、大部分のケースでは原因が特定できない。急激に全身状態が悪化するので、救急処置が必要である。治療は、早急な気道確保と循環・呼吸管理、薬物治療としてエピネフリンが重要で、ほかに副腎皮質ステロイド、気管支拡張薬などを適宜使用する。

■ 輸血関連急性肺障害（TRALI）

輸血関連急性肺障害（transfusion related acute lung injury：TRALI）とは、輸血後6時間以内に生じる非心原性の（循環負荷によらない）肺水腫を特徴とする輸血副反応である。急激に発症する呼吸困難、低酸素血症が特徴で、胸部X線で両側の肺浸潤影を認める。輸血製剤中の白血球に対する抗体（抗顆粒球抗体、抗HLA抗体）が発症に関与しているといわれている。この抗白血球抗体が肺の毛細血管で患者白血球と抗原抗体反応を起こすことにより、肺毛細血管内皮細胞に損傷を生じると考えられており、死亡率は5～10％である。治療は、輸血の中止、呼吸管理であるが、約70％の症例で人工呼吸管理が必要になる。循環負荷はないので、利尿薬の投与は禁忌である。多くの場合、副腎皮質ステロイドや好中球エラスターゼ阻害薬を併用するが、発症例数が少ないために大規模な臨床的検討がなされておらず、有効であるというエビデンスは確立していない。80％の患者では適切な治療後、48～96時間以内に臨床症状の改善がみられる。

■ 輸血後移植片対宿主病（PT-GVHD）

輸血後移植片対宿主病（post transfusion graft versus host disease：PT-GVHD）は、輸血用血液製剤中に残存する供血者のリンパ球（移植片）が患者（宿主）体内に生着した後、増殖して、宿主のHLA抗原を認識し、患者の体組織を攻撃、傷害することによって起きる重篤な病態である。典型的なPT-GVHDは、輸血を受けてから1～2週間後に発熱、紅斑が出現し、肝障害・

下痢、下血などの症状が続き、最終的には骨髄無形成、汎血球減少症、多臓器不全を呈する。輸血から1ヶ月以内にほとんどの症例が死亡していた。発症の予防としては15～50 Gyの放射線照射が有効であり、輸血用血液製剤に放射線照射が行われるようになった2000年以降、日本赤十字社から供給された輸血用血液製剤でのPT-GVHD確証例は認めていない。

■ **不規則抗体や抗HLA抗体・抗顆粒球抗体などの抗体産生**

同種血は他人の血液である。血球（赤血球、白血球、血小板）には多彩な抗原が表出しており、すべての血球において同じ型の血液を入手することは極めて困難（ほぼ不可能）である。このため、抗原の異なる血球が血管内に投与されることで、免疫機能が働き「非自己」と認識されると、その抗原に対する抗体を産生する。

赤血球に対する同種抗体を不規則抗体という。不規則抗体を保有すると、その後の赤血球輸血には不規則抗体に対する抗原陰性の赤血球を選択して輸血する必要性が生じる。IgG typeの不規則抗体保有者は、妊娠時に胎盤を移行するため、血液型不適合妊娠の場合には胎児溶血（貧血、黄疸）を生じる危険性がある。

抗HLA抗体は、血小板輸血をしても血小板が増加しない血小板輸血不応状態を惹起する場合がある。

種々のタンパク成分などに対する抗体は、その抗原の再曝露によってアナフィラキシーショックを来す場合がある。

4 自己血輸血

1) 自己血輸血とは

献血血液から製造され、医療機関に供給される輸血用血液製剤のことを同種血（同じヒトだが他人の意味）と称し、本邦では日本赤十字社が採血・製造・供給業務を担当している。同種血輸血には多くの安全対策が構築され、「日本の輸血用血液は世界で一番安全な血液」と称されるまでに至っている。しかし上述したように、供給数不足の問題や、避けられない副反応の問題も残存しているのが実情であり、医療者は常に「血液製剤の適正使用」を遵守するよう最大限の努力をすべきである。

周術期の輸血方法として、「自己血」がある。自己血輸血とは「術前・術直前、あるいは術中・術後に自身の血液を採血・回収して、自分に輸血する方法」のことである。

厚生労働省の輸血療法の実施に関する指針[2]には、「自己血輸血は院内の実施管理体制が適正に確立している場合は、同種血輸血の副作用を回避し得る最も安全な輸血療法であり、待機的手術患者における輸血療法として積極的に推進する」ことが明記されている。しかし、献血の採血担当者のように手技に習熟していない場合には、採血血液の清潔性が担保されずに細菌汚染の危険性が増加するため、細心の注意をもって習熟した医療者（医師・看護師；可能であれば自己血輸血責任医師、学会認定・自己血看護師）の採血が必須である。

自己血輸血は、貯血式自己血輸血、希釈式自己血輸血、回収式自己血輸血の3種類がある。このうち、悪性腫瘍の周術期の輸血として用いられるのは前2者である。悪性腫瘍細胞混入の危険性があるために、原則として悪性腫瘍手術の周術期輸血においては、回収式自己血輸血は施行されない。各種の自己血輸血法の長所と短所を表10に示す。

2) 種 類

a. 貯血式自己血輸血

手術前に患者の体重や体調、Hb値などを考慮しながら、1～数回の採血を行い、術中や術後のHb値低下に対して患者に輸血する方法（図4）[9]である。貧血が進行せず採血基準を満たせば、貯血は1週間に1度のペースで施行可

表10 自己血輸血の長所と短所

		長所	短所
貯血法	全血冷蔵	・特別な器具・装置が不要 ・どの施設でも実施可能	・保存期間が採血後35日間と限定される ・採血後に貧血が進行する例では貯血が困難
	MAP赤血球 ＋ FFP	・42日間の保管が可能	・大型遠心機が必要 ・エルシニア菌汚染血による副作用の危険性が高まる
	凍結赤血球 ＋ FFP	・凍結赤血球は10年間保存可能 ・手術の数ヶ月前から大量の貯血が可能 ・新鮮な赤血球を用意できる	・特別な設備が必要 ・冷凍や解凍の操作に技術を要する ・解凍後速やかに（現在は48時間以内）使用しなければならない ・赤血球回収率が低い（80〜90％）
希釈法		・術前の自己血貯血が不要 ・新鮮血を用意できる ・循環血液希釈効果があり，術中の実出血量を減少させる	・採血量に限界がある ・循環動態の変化に対応しなければならない ・麻酔科医の協力が必須
回収法		・大量出血が予測される手術や，術後出血のみが多い手術で有効	・回収した血液に細菌・脂肪球の混入の危険がある ・赤血球が破壊される危険性がある（溶血） ・悪性腫瘍手術には原則として適応がない

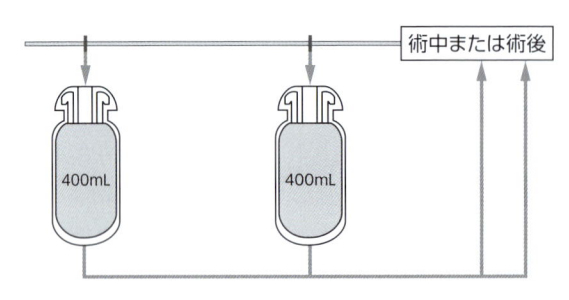

図4 自己血輸血法（貯血法）

手術前に患者の血液を採血し，凍結保存あるいは液状保存し，手術時に輸血する方法
〔日本自己血輸血学会．自己血輸血の概要と実際ならびに自己血輸血実施指針．http://www.jsat.jp/jsat_web/insex.html（2015年11月閲覧）より引用〕

能である。患者には鉄剤を内服させ、総貯血量が800 mLを超過する場合には、エリスロポエチン製剤の投与により造血を促進することができる（ただし、骨髄バンクドナーにはエリスロポエチンの投与は許可されていない）。

貯血式自己血は保存方法により、①全血冷蔵保存（2〜6℃）、②MAP赤血球とFFP保存、③凍結赤血球とFFP保存に細分化されるが、①の全血冷蔵保存をしている医療機関が最多である。全血冷蔵保存の場合保管有効期間は35日間であるので、術中・術後使用のスケジュールに合わせて、手術予定日の4日前までに採血を終了する。

■ 適応
- 全身状態が良好な予定手術患者
- 循環血液量の15％の出血が見込まれ、輸血が必要になる可能性が高い患者
- まれな血液型や不規則抗体保有者で、同種血の準備が困難な患者
- 自己血輸血の利点を理解し、協力が得られる患者

■ 禁　忌
- 全身的細菌感染症患者・感染を疑わせる患者
- 発熱患者
- 現在下痢をしているあるいは1ヶ月以内に発熱を伴う下痢のあった患者
- 抜歯後72時間以内の患者
- 抗生物質服用中の患者
- ウイルス血症を否定できない患者
- 3週間以内の麻疹・風疹・流行性耳下腺炎発病患者
- 帯状疱疹発症者
- 重度の心疾患患者
- 不安定狭心症患者
- 強度の大動脈弁狭窄症患者
- NYHA IV度の心不全患者
- 皮膚損傷
- 治療を要する皮膚疾患患者
- 露出した感染創を有する患者
- 熱傷患者
- 採血部位のアトピー性皮膚炎などが重度の患者

■ 採血時の注意点
- 清潔性を保つこと（表10参照）。
- 採血中・採血後の副反応（穿刺部痛、気分不快、血圧低下、血管迷走神経反射など）に十分注意して患者を観察すること。

日本自己血輸血学会より貯血式自己血輸血実施指針が随時更新され公開されている。現時点の最新版（2014）を表11[9]に示すが、本指針を参考に各施設の状況を反映させた院内マニュアルの整備が望まれる。

b. 希釈式自己血輸血

手術直前に貯血を行う方法である。具体的には、手術室で全身麻酔導入後に、中心静脈（内頸静脈など）から採血バッグに採血（〜20 mL/kg）したのちに、採血量に見合った細胞外液ならびに代用血漿を輸液して循環動態を維持し、手術終了前後に患者に採血した血液を輸血する方法（図5）[9]である。赤血球減少に伴う組織への血液酸素運搬能の低下は生体の代償機能（心拍出量増加と組織酸素摂取率の増加）で補填される。患者の体内の血液を希釈してHb濃度を下げた状態で手術を施行するため、実出血量が少なくなる。採血した自己血は極めて新鮮な血液であり、血小板機能や凝固活性を有しているため止血能に優れ、結果としてすべての輸血用血液製剤の使用削減につながる。さらに、全身麻酔後の採血であるために患者に苦痛がない点、術前に貯血するために通院しなくてもよい点、手術室（あるいは回復室）内で返血が終了するので他人の血液との取違いを生じるリスクが極めて少ない点など、多くのメリットを有する優れた方法である。

自己血輸血としての保険適応がない（2015年12月現在）ため医療機関に金銭的負担が生じること、麻酔導入に加えて循環動態の変動に対する処置のため麻酔科医の負担が増大すること、採血時間による手術時間が延長することなどの問題のため、施行する医療機関が少ない点が大きな問題となっていた。弘前大学は、全国で最も多く希釈式自己血輸血を施行している（血液製剤使用実態調査より）。2016年4月から希釈式自己血輸血が診療報酬改定による算定可能となることは、適正輸血の推進に大きく寄与するものである。

■ 適　応
- 貯血式自己血輸血の適応に準ずる。
- 多血症、高血圧、末梢循環障害を有する患者
- 血液粘度を低下させたい患者（心機能保護・術後血栓予防）
- 悪性腫瘍患者でも原則可能
- 患者の循環状態とHb値が許容できれば、緊急手術の際にも施行可能
- 宗教的輸血拒否患者への対応も可能な場合がある（輸血バッグを切離保管しない方法

表11 日本自己血輸血学会 貯血式自己血輸血実施指針（2014）
―予定手術を行う成人を対象とした原則―

●本指針を参考に，各施設が置かれている状況を反映させた院内マニュアルを整備することが望ましい[*1)]．

施　設	●学会認定・自己血輸血責任医師[*2)]および学会認定・自己血輸血看護師[*3)]が共同で，貯血式自己血輸血を管理し，その適正化を図ることが必要である．
適　応	●輸血を必要とする予定手術とする．
禁　忌	●菌血症のおそれのある細菌感染患者，不安定狭心症患者，中等度以上の大動脈弁狭窄症（AS）[*4)]患者，NYHA Ⅳ度の患者からは採血しない．
ウイルス感染者への対応	●原則として制限はないが，施設内の輸血療法委員会あるいは倫理委員会の判断に従う．
年齢制限	●制限はない．高齢者は合併症に，また若年者は血管迷走神経反射（VVR）[*5)]に注意する．
Hb値	●11.0 g/dL以上を原則とする[*1)]．
血圧・体温	●収縮期圧180 mmHg以上，拡張期圧100 mmHg以上の高血圧あるいは収縮期圧80 mmHg以下の低血圧の場合は慎重に採血する． ●有熱者（平熱時より1℃以上高熱あるいは37.2℃以上）は採血を行わない（採血の可否の決定にはCRP値と白血球数も参考とする）．
目標貯血量	●最大血液準備量（MSBOS[*6)]）あるいは外科手術血液準備式（SBOE[*7)]）に従う．
1回採血量	●上限は400 mLとする． ●体重50 kg以下の患者は，400 mL×患者体重/50 kgを参考とする．
採血間隔	●採血間隔は原則として1週以上とする． ●手術予定日の3日以内の採血は行わない．
鉄剤投与	●初回採血の1週間前から毎日，経口鉄剤100〜200 mgを投与する． ●経口鉄剤で不足する場合あるいは経口摂取できない場合は静脈内投与する．静脈内投与する場合には注入速度に注意する．
採血者	●医師（歯科医師）あるいは医師の監督のもとで看護師が行う． ●看護師が行う場合には前もって監督医師に連絡する．また，学会認定・自己血輸血看護師などの自己血採血の要点を理解した数人の看護師が行うことが望ましい．
皮膚消毒手順	1）採血者は穿刺前に手洗いする． 2）70％イソプロパノールまたは消毒用エタノールを使用し十分にふき取り操作を行う． 3）消毒は原則として10％ポビドンヨードを使用する（ヨード過敏症は0.5％グルコン酸クロルヘキシジンアルコールを使用する）． 4）消毒後はポビドンヨードでは2分以上，ポビドンヨード・アルコールでは30秒以上待った後，穿刺部位が乾燥したのを確認後に穿刺する．
採血場所	●清潔で静かな環境で行う．採血専用の場所で採血することが望ましい．
採血バッグ	●回路の閉鎖性を保つため，原則として，プラスチック留置針あるいは翼状針による採血は避け，緊急時に対応できる側管（2 way）の付いた金属針の採血バッグを使用する． ●術後の静脈血栓・塞栓症（VTE）の発生およびバッグ内凝集塊産生を抑制する観点から，保存前白血球除去用血液バッグの使用が望ましい．
採血手技	●皮膚消毒後は穿刺部位に触れない．必要時には滅菌手袋を使用する． ●皮膚病変部への穿刺や同一バッグでの再穿刺はしない．
採血中の注意	●採血中は血液バッグ内の抗凝固剤と血液を常に混和する． ●採血中はVVRの発生に絶えず注意する．
VVR予防	●若年者，低体重者，初回採血者はVVRに対し十分注意する．
VVRへの対応	●VVR出現時は即座に採血を中止し，頭部を下げ下肢を挙上する．必要があれば補液を行う．
採血後の処置	●チューブをシール（バッテリー式ハンドシーラー使用が望ましい）後に採血バッグを切離し，採血相当量の輸液を採血バッグの側管から行い，その後抜針する． ●抜針後5〜10分間（ワルファリン服用患者は20〜30分間）圧迫止血する． ●ペースメーカー装着患者は抜針後，患者から十分離れてシールする．

採血バッグの保管	●専用自己血ラベルに患者氏名,生年月日,ID番号などを記入したのち,採血バッグに貼付する. ●採血バッグは輸血部門の自己血専用保冷庫で患者ごとに保管する. ●自己血の保管・出庫には検査技師が介助することが望ましい.
自己血の出庫と返血	●自己血の出庫前に自己血の血液型の確認や患者血液と交差適合試験を行う. ●返血時には患者氏名,生年月日,ID番号などを複数の医療従事者が確認する. ●自己血の返血は貯血開始前のHb値を目安に返血する.返血リスクがベネフィットを超える場合には返血しない.
同種血への転用	●転用できない.
採血日のドナー患者への注意	●採血前の食事は省かないで必ず摂取する.また,常用薬を服用する. ●外来患者として自己血採血を行う場合には,付き添いとともに来院することが望ましい. ●採血後には水分を十分に摂る.激しい運動や労働および飲酒は避ける.また,原則として採血後の車の運転や採血後2時間以内の入浴は避ける. ●自己血採血後の最初の排尿は坐位で行う. ●帰宅途中または帰宅後に嘔気,立ちくらみなどの遅発性VVR様症状が約10%に発生するので患者にもその可能性を説明する.

*1) 本指針の原則
本指針では成人を対象とした原則についてのみ記載している.Hb値11.0 g/dL未満の貧血者からの採血あるいは小児におけるプラスチック留置針の使用など,特殊な場合の対応については,以下の文献を参照のうえ,各施設の輸血療法委員会でご検討いただきたい.
【引用文献】
1) 髙橋孝喜:自己血輸血ガイドライン改訂案について.自己血輸血 14:1-19,2001.
2) CDC: Guidelines for the Prevention of Intravascular Catheter-Related Infection. MMWR, August 9, 2002/51 (RR10); 1-26(血管内留置カテーテルに関連する感染予防のCDCガイドライン).
3) 脇本信博:貯血式自己血輸血ガイドライン作成に向けての検討課題―わが国と欧米のガイドラインの比較検討から―.自己血輸血 18:114-132,2005.
4) 脇本信博・面川 進:日本自己血輸血学会・貯血式自己血輸血実施基準(2007)作成に当って.自己血輸血 19:207-216,2006.
5) 佐川公矯,面川 進,古川良尚:自己血輸血の指針 改訂版(案).自己血輸血 20:10-34,2007.

*2) 学会認定・自己血輸血責任医師
日本自己血輸血学会または日本輸血・細胞治療学会会員であり,別掲の学会認定・自己血輸血責任医師 申請書(様式3-1~3-14)および登録料3,000円を提出し,学会認定・自己血輸血医師看護師制度協議会の基準に合致した場合には,学会認定・自己血輸血責任医師として登録し認定証を送付する.

*3) 学会認定・自己血輸血看護師
日本自己血輸血学会または日本輸血・細胞治療学会会員であり,学会認定・自己血輸血医師看護師制度協議会の認定試験に合格した者に対しては,学会認定・自己血輸血看護師として登録し,認定証を授与する.

*4) 中等度以上の大動脈弁狭窄症(AS):左室・大動脈間圧較差が50 mmHg以上,あるいは手術を要する状態.軽度のAS合併患者から貯血を行う場合には,原則として,事前に心臓専門医へ相談する.また,採血は心臓専門医の立会い(オンコールを含む)の下に行う.

*5) 血管迷走神経反射(VVR)の判定基準

	必須症状・所見	他の症状
Ⅰ度	血圧低下,徐脈(>40/min)	顔面蒼白,冷汗悪心などの症状を伴うもの
Ⅱ度	Ⅰ度に加えて意識喪失,徐脈(≦40/min),血圧低下(<90 Pa)	嘔吐
Ⅲ度	Ⅱ度に加えて痙攣,失禁	

必須症状・所見がなければVVRとはいわない.(厚生省血液研究事業 昭和59年度研究報告書集 p56から引用)

*6) 最大手術血液準備量(maximal surgical blood order schedule:MSBOS)
確実に輸血が行われると予測される待機的手術例では,各医療機関ごとに,過去に行った手術例から術式別の輸血量(T)と準備血液量(C)を調べ,両者の比(C/T)が1.5倍以下になるような量の血液を交差適合試験を行って事前に準備する.
〔輸血療法の実施に関する指針(改定版)(平成24年3月一部改正)から引用〕

*7) 手術血液準備量計算法〔surgical blood order equations:SBOE〕
患者の術前ヘモグロビン(Hb)値,患者の許容できる輸血開始Hb値(トリガー;Hb 7~8 g/dL),および術式別の平均的な出血量の3つの数値から,患者固有の血液準備量を求めるものである.はじめに術前Hb値から許容輸血Hb値を減じ,術式別の平均的な出血量から出血予備量を求める.術式別の平均的な出血量から出血予備量を減じ,単位数に換算する.その結果,マイナスあるいは0.5以下であれば,T&Sの対象とし,0.5より大きければ四捨五入して整数単位を準備する方式である.
〔輸血療法の実施に関する指針(改定版)(平成24年3月一部改正)から抜粋・引用〕

〔日本赤十字社血液事業本部医薬情報課.血液製剤投与早見表(2010年10月改訂).東京:日本赤十字社:2010より引用〕

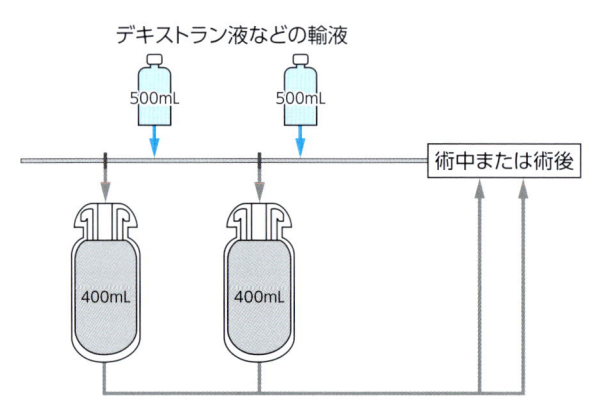

図5　自己血輸血法（希釈法）

全身麻酔が開始されたのち自己血を採血し，その後に輸液を行い，患者の体内の血液を薄める方法
〔日本自己血輸血学会．自己血輸血の概要と実際ならびに自己血輸血実施指針．http://www.jsat.jp/jsat_web/insex.html（2015年11月閲覧）より引用〕

など）。

■ **禁忌・慎重採血**
- 重度の心機能低下者（心拍出量増加が期待できない/耐えられない）
- 出血傾向のある患者（希釈自体が出血傾向のリスクとなる）
- 代用血漿剤にアレルギーを有する患者
- 菌血症患者・発熱患者
- 循環不全患者

■ **麻酔管理**
- 全身麻酔が望ましい。
- 導入は採血を可及的速やかに終了するため静脈麻酔薬が適している（採血した血液に導入麻酔薬が含有するため返血時・後の十分な患者観察が必要である）。
- 導入後の換気は，気管挿管下での陽圧換気とする（静脈圧上昇に伴い採血が容易になる）。
- 麻酔導入時の輸液量を増やす（細胞外液：10 mL/kg 程度）。

c. 回収式自己血輸血

術中や術後に出血した血液を回収し、患者に

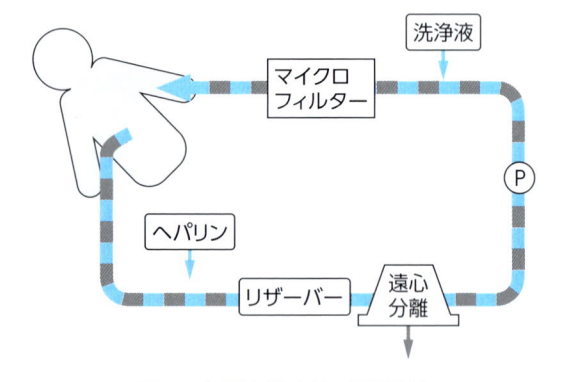

図6　自己血輸血法（回収法）

手術中や手術後に出血した血液を回収し患者に戻す方法
〔日本自己血輸血学会．自己血輸血の概要と実際ならびに自己血輸血実施指針．http://www.jsat.jp/jsat_web/insex.html（2015年11月閲覧）より引用〕

返血する輸血方法である。手術中に出血した血液を吸引回収して輸血する「術中回収式」と術後創部のドレーンなどから出血した血液を回収する「術後回収式」に大別される。さらに、回収した血液を滅菌生理食塩液で洗浄・遠心して使用する洗浄式と回収した血液をフィルターにより微小凝集塊を除去して体内に戻す非洗浄式がある。手術室で最も多く行われている術中回収・洗浄式の模式図を図6[9]に示す。

■ 三原則[10]
　①清潔な術野
　②手術室内での輸血回路への連結
　③速やかな返血

■ 良い適応
- 血液そのものが大量に回収できる手術
- 心臓血管外科手術（開心術、大動脈瘤手術など）
- 整形外科手術（人工股関節置換術、脊椎手術など）
- 産婦人科手術（卵巣出血手術、子宮外妊娠破裂など）

■ 禁　忌
- 組織挫滅が大きい場合
- 回収血に細菌が混入している場合
- 回収血に腫瘍細胞混入の可能性がある場合
　→悪性腫瘍患者には禁忌である。
- 回収血に羊水混入の危険性がある場合

　担がん患者では禁忌であるため、悪性腫瘍手術では原則として施行されない。本項では回収式自己血輸血に関しての詳細を省略するが、実施基準については表12[9]を参照されたい。

5 自己血輸血の利点

　自己血は、同種血輸血の際に一番問題になるウイルス感染の問題と、免疫・アレルギー系の問題を回避できる。将来懸念されている輸血用同種血液製剤不足に対しても、対応可能であり現在再注目されている。さらに、平成26年度の保険改定で「貯血式自己血輸血管理体制加算」が新規収載された。貯血式をはじめとする自己血輸血は今後さらに増加すると思われる。また、最近まで同種血輸血による免疫修飾も非常に注目されていた。

　本章では、輸血と腫瘍免疫が重要なタイトルになっているため、次項で輸血と免疫修飾に関して詳記する。

6 輸血と免疫修飾[11,12]

　以前から、同種血輸血を受けた患者の免疫が低下・変化する現象が知られていた。輸血関連免疫修飾現象（transfusion-related immunomodulation：TRIM）と呼ばれる本現象には、悪性腫瘍の進行促進、生存率の低下や入院期間の延長、術後感染症の増加、白血球関連ウイルスの活性化などが該当する。TRIM効果は、献血血液中に含まれているドナー白血球が、患者の調節性Tリンパ球（Treg）を誘導する機序、患者のヘルパーTリンパ球（Th1）やnatural killer（NK）細胞活性の抑制機序などが有力と考えられている。

　輸血による免疫修飾という言葉は、免疫抑制という意味でとらえられることが多く、腎移植領域で初めて同種輸血による免疫抑制が臨床的な効果を有するとして注目され、その後習慣性流産患者に対する「夫リンパ球の免疫療法」が脚光を浴びている。

　悪性腫瘍の再発や術後感染症にTRIMが関与する可能性については、当初後ろ向き観察研究で、輸血群は無輸血群に対して有意に生存率が悪いことが報告され注目された。その後大規模な臨床研究が相次いだが、現在は濃厚赤血球群と白血球除去赤血球群、自己血群とのあいだで、5年生存率、再発率ともに有意差がないと考えられている。しかし、解析方法などに不適切な部分があったり、輸血を受けるという事態そのものが患者の全身状態の不良さや悪性腫瘍の進行度と関連している可能性があり、真に輸血ががんの再発や増殖を促進するか否かは結論が得られていない。

　2007年1月16日献血以降に日本赤十字社から供給されている輸血用血液製剤はすべて、保存前白血球除去処置が施行されているため、献血血液中に含まれるドナー白血球によるTRIMは以前に比して重要性は低下している。

　しかし、悪性腫瘍に関するTRIMの関与を別としても、周術期においては保存赤血球輸血の

表12　日本自己血輸血学会　回収式自己血輸血実施指針（2012）
—術中・術後回収式自己血輸血を行う手術での原則—

●本実施基準を参考に，各施設が置かれている状況を反映させた院内マニュアルを整備することが望ましい．

全般に関する基準	
医学的適応	●開心術・大血管手術並びにその他の無菌的手術に適応がある．
禁忌	●細菌あるいは悪性腫瘍細胞の混入がある場合は禁忌である．
保険適応 （4,500点）	●出血量が600 mL以上（ただし，12歳未満の患者においては10 mL/kg）の手術に算定できる．ただし，上述の禁忌症例は除く（保険区分K923）．
患者の全身状態	●年齢・Hb値・体重・血圧などに制限はない．ウイルス保菌者にも適応はあるが，手術室・器具・スタッフの感染防止に努める．
返血	●返血バッグには遅滞なく日時，ID，患者氏名，担当者名を記載する． ●返血バッグ内に分離した脂肪層があれば，この部分を返血しない．返血バッグ内に少量の空気が含まれているので，加圧輸血を行う際は空気注入に注意する． ●微小凝集塊除去フィルターを使用することが望ましい．
操作者	●機器の取り扱いに習熟した医師，看護師または臨床工学技士が操作する．
遊離ヘモグロビン	●洗浄式・非洗浄式にかかわらず遊離ヘモグロビンが含まれる．非洗浄式は，洗浄式より遊離ヘモグロビンが多いので注意する．ヘモグロビン尿が出現すれば，ハプトグロビンの投与を考慮する．
術中回収式に関する基準	
吸引圧	●溶血を減少させるために150 mmHg以下を目標とするが，急速な出血では吸引圧を上げる必要がある．
回収血に添加する抗凝固薬	●ヘパリン加生理食塩液（30単位/mL）を，回収血100 mLに対し15 mLで滴下する． ●ヘパリン起因性血小板減少症（heparin induced thrombocytopenia：HIT）患者の手術では，ヘパリン以外の抗凝固薬を使用する． ●添加した抗凝固薬は，そのほとんどが洗浄工程により除去される．
洗浄量	●機種や手術の種類によって，指定された量で洗浄する．
返血	●過誤輸血防止のため原則として手術室内で返血を開始し，手術室退室後に返血する場合には，患者取り違えに最大限の注意を払う． ●回収処理終了後4時間以内に返血を完了する．ただし，回収処理後4時間以内に冷蔵保存（1〜6℃）を行った場合には24時間保存が可能である．
術後回収式に関する基準	
吸引圧	●通常のドレーナージチューブの吸引圧で行う．
抗凝固薬	●洗浄式では機種により添加するが，非洗浄式では添加しない．
洗浄量	●洗浄式では，機種に指定された量で洗浄する．
返血	●回収開始後6時間以内に返血を完了する．非洗浄式では，大量返血で出血傾向がでることに注意する．

術中・術後連続して回収する場合：術中は術中回収式に関する基準に，術後は術後回収式に関する基準に従う．
（日本赤十字社血液事業本部医薬情報課．血液製剤投与早見表（2010年10月改訂）．東京：日本赤十字社：2010より引用）

有害性（一酸化窒素減少に伴う血管拡張作用低下など）、制限的輸血の有効性の報告があり、同種血輸血は必要最小限にするべきであるという大原則が揺らぐことはない。

おわりに

先進医療に不可欠な輸血ではあるが、回避できるのであれば無輸血が望ましい。患者の立場にたった必要最小限の適切な輸血療法はPBM（patient blood management）として確立した分野である。また、同種血の副反応や免疫修飾などの観点ならびに献血人口の激減という供給の問題からも、積極的に自己血を考慮するのは臨床医の責務と考える。

輸血部門として、当院における麻酔科医の方々の「同種血回避のための責務と熱意」に心より感謝と尊敬の念を示す。

【文　献】

1) 厚生労働省．医薬品・医療機器の適正な使用により，より安心できる医療の提供を．http://www.mhlw.go.jp/qa/iyaku/yakujihou/point1.html（2015年11月閲覧）
2) 厚生労働省医薬食品局血液対策課．日本赤十字社．「輸血療法の実施に関する指針（改訂版）．血液製剤の使用指針（改訂版）（平成24年3月一部改正）．
3) 日本赤十字社血液事業本部医薬情報課．血液製剤投与早見表（2010年10月改訂）．東京：日本赤十字社：2010.
4) 能見俊浩．高齢者の開心術．循環動態と凝固機能のバランスを操る輸血管理．LiSA 2012；19：1214-21.
5) Spinella PC, Holcomb JB. Resuscitation and transfusion principles for traumatic hemorrhagic shock. Blood Rev 2009；23：231-40.
6) 厚生労働省．わが国における将来推計人口に基づく輸血用血液製剤の供給本数等と献血者数のシミュレーション（2014年試算）．http://www/mhlw.go.jp/file/05-Shingikai-11121000-Iyakushokuhinkyoku-Soumuka/0000067177.pdf（2015年11月閲覧）
7) 日本輸血・細胞治療学会．The practical guide for management of transfusion reactions．輸血副反応ガイド．Version 1.0（2014.11.01）．
8) Fujii Y, Shibata Y, Miyata S, et al. Consecutive national surveys of ABO-incompatible blood transfusion in Japan. Vox Sang 2009；97：240-6.
9) 日本自己血輸血学会．自己血輸血の概要と実際ならびに自己血輸血実施指針．http://www.jsat.jp/jsat_web/insex.html（2015年11月閲覧）
10) 冨士武史，脇本信博．回収式自己血輸血―現状と実際．自己血輸血 2009；22：1-25.
11) 大戸　斉．輸血による免疫修飾．Anesthesia 21 Century 2008；10：1805-10.
12) 前田平生．輸血部よる免疫修飾―今日的意義―．臨床病理 2013；61：418.

（玉井　佳子）

自己血輸血に関する弘前大学のデータ

はじめに

2013年の弘前大学医学部附属病院の麻酔ならびに輸血関係のデータを表1-1[1]に示す。当院は全身麻酔3,835件（病床当たり5.90件）であり、自己血輸血は、貯血式自己血輸血69件（129単位）、回収式自己血輸血159件に対して、希釈式自己血輸血は325件（1401単位）施行されている。希釈式は全身麻酔手術の8.5％に相当し、全国の厚生労働省委託事業で施行されている血液製剤使用実態調査でも、希釈式自己血輸血施行数は第1位であり、当院の同種赤血球輸血の削減に多大な寄与をしている。2013年の当院の同種赤血球輸血使用は5,774単位であり、同日10単位以上の大量輸血症例は27件でそのほとんどは心臓血管手術と肝移植手術であり、悪性手術症例の多くは希釈式自己血輸血のみ、あるいは自己血輸血に加えて少量の同種血輸血追加で対応可能であった。

1 貯血式自己血輸血

悪性腫瘍手術に関する自己血輸血は、有用である。ただし全身状態が比較的良好で、血行性転移の所見がないことが条件である。

当院では、1990年代という古くから積極的に希釈式自己血輸血が導入されており（次項参照）、貯血式自己血輸血の意義は他の医療機関に比して小さい。

悪性腫瘍における貯血式自己血輸血の積極的な適応は、術中・術後出血量の多い、骨盤内腫瘍（前立腺がん、膀胱がん、婦人科がんなど）や、消化器系がん（食道がん、膵頭部がん、総胆管・十二指腸乳頭部がん、肝がんなど）であるが、泌尿器科系を除く多くの手術が希釈式自己血輸血のみで同種赤血球輸血が回避できてい

表1-1 2013年自己血輸血状況

		1～3月	4～6月	7～9月	10～12月	計
貯血式	全麻手術（件）	949	929	952	1005	3835
	採血人数	9	12	12	11	44
	採血件数	15	20	20	23	78
	使用件数	12	14	20	23	69
	採血回数	1～3	1～3	1～3	1～3	
希釈式	採血件数	76	76	83	90	325
	採血量（mL）	200～1200	300～1000	360～1200	400～1200	
	採血中央値（mL）	800	800	800	800	1401 単位
術中回収式	採血件数	38	30	47	44	159
	使用量（mL）	50～1090	100～1960	100～2300	57～2080	
	中央値（mL）	450	493	445	705	

（弘前大学医学部附属病院）

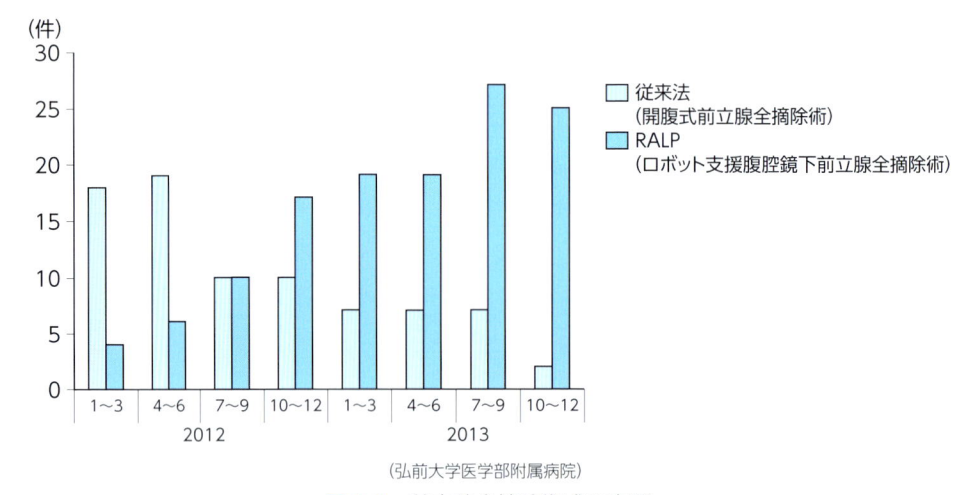

図1-1 前立腺全摘除術式の変遷

（弘前大学医学部附属病院）

る。このため悪性腫瘍の貯血式自己血輸血の適応は前立腺がんと膀胱がんが大部分を占めた。特に65歳以上の高齢者において、短期間での複数回の貯血は負担になる場合が多いと判断され、1回の貯血と術中の希釈式を併用して同種血輸血を回避してきた[2]。2009年4月～2011年3月までの2年間での65歳以上の担がん患者の貯血者は81例（前立腺がん68例、腎がん11例、膀胱がん2例で、約400 mL）の貯血を施行し、87.7％で希釈式自己血輸血を併用した。同種血輸血例は3例で同種血輸血回避率は96.3％（前立腺全摘除術に限定すると回避率は98.4％）と極めて良好な成績[1]であった。自己血採血に伴う有害事象は認めなかった。

2011年7月、当院では「ダ・ビンチ」が導入され、前立腺全摘除術をはじめとする骨盤腔内の手術の出血量減量に多大な貢献をした。2012～2013年の2年間の前立腺全摘除術の手術件数は従来法（開腹式前立腺全摘除術）が激減（図1-1）[1]し、そのほとんどはロボット支援腹腔鏡下前立腺全摘除術（robot-assisted laparoscopic radical prostatectomy：RALP or RARP）に置き換わった。従来式80例の出血中央値は913 mLに対してRALP127例の出血中央値は50 mLであった（図1-2）[1]。特にRALP症例では自己血の準備をしない症例が大分部を

90

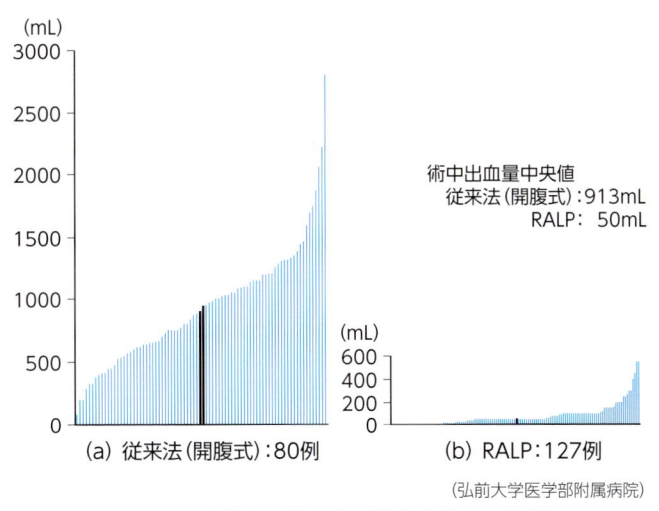

図1-2　前立腺全摘除術の術中出血量の比較

術中出血量中央値
従来法（開腹式）：913mL
RALP：50mL

(a) 従来法（開腹式）：80例
(b) RALP：127例
（弘前大学医学部附属病院）

占め、従来法においても手術技術の向上が影響して希釈式のみの準備あるいは自己血準備なしが増加した。RALPで同種血輸血を要した症例は術後出血を生じた1例のみで、同種血輸血回避率は99.2％となり、本院においては、同手術における貯血式自己血輸血の意義はほとんどなくなった。
（表1-1、図1-1, 2は、第28回日本自己血輸血学会学術総会シンポジウム1-06で、著者が発表したスライドを修正して引用した）

【文　献】
1) 玉井佳子. 第28回日本自己血輸血学会学術総会シンポジウム1-06　発表（論文投稿中）.
2) 金子なつき，玉井佳子，田中一人ほか. 高齢者手術に対する低侵襲自己血輸血—手術前1回の自己血貯血と希釈式自己血輸血の併用—. 自己血輸血 2012；25：35-9.

（玉井　佳子）

2 希釈式自己血輸血

自己血輸血には貯血式自己血輸血[1]、希釈式自己血輸血（hemodilutional autologous transfusion：HAT）[2]および回収式自己血輸血[3]があるが、ここでは当院のHATを中心とした自己血輸血の歩み（データ）について紹介する。特に、どれだけの症例で赤血球液（red blood cells：RBC）が回避可能であったかを示す。

1975年、MessmerらはHATを臨床応用した[4,5]。その後すぐに当院でもHATを試みたが、当時外科側の理解が全く得られず、その後の臨床応用は頓挫した（正式な記録としては、1980年の麻酔台帳に残っている）。その後本格的に行われるようになったのは、1990年代に入ってからであった。以来今日までおおよそ30年あまりHATの臨床を重ねてきた。

図2-1は、1993～1997年のHAT症例を科別にみたものである。この5年間のHATの総数は約630例であった。心臓血管外科はほぼ全例良性疾患（開心術）であった。整形外科もほとんどは良性疾患（股関節手術、脊椎手術など）であった。ほかの科は悪性疾患の症例がほとんどであった。図2-2は、この5年間のHATと他の自己血輸血法の併用をみたものである。回収式

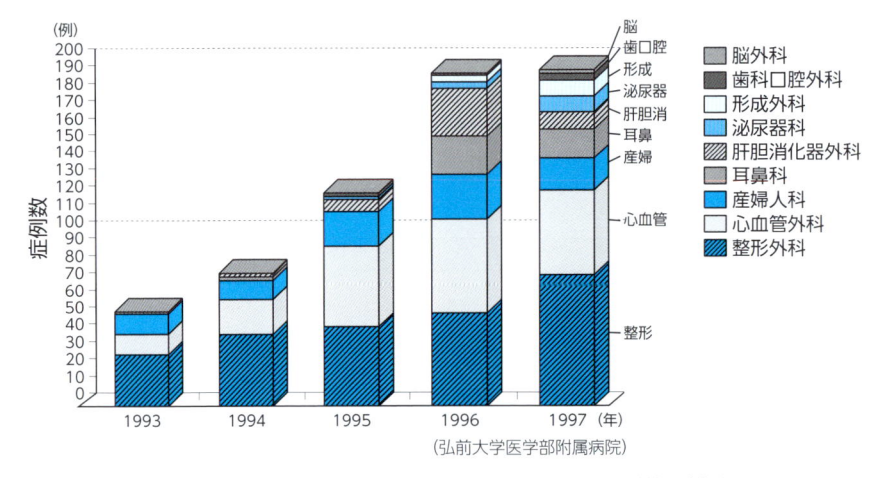

図 2-1　1993〜1997 年：科別にみた HAT 症例数の推移

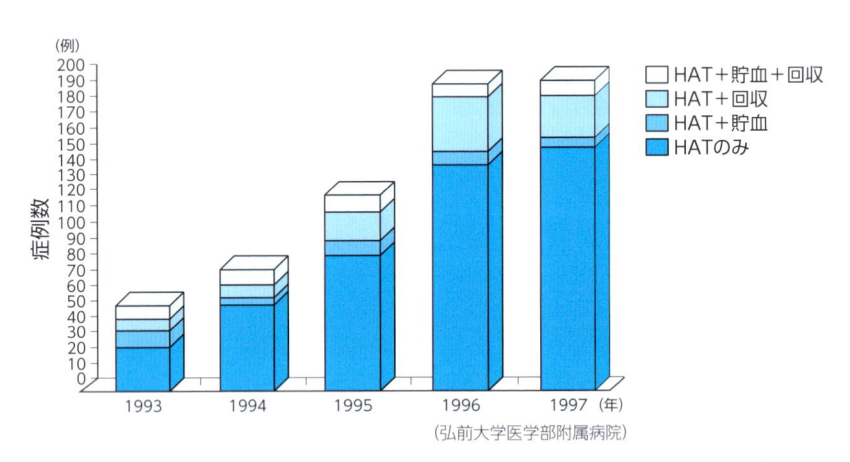

図 2-2　1993〜1997 年：HAT と他の自己血輸血法との併用症例数の推移

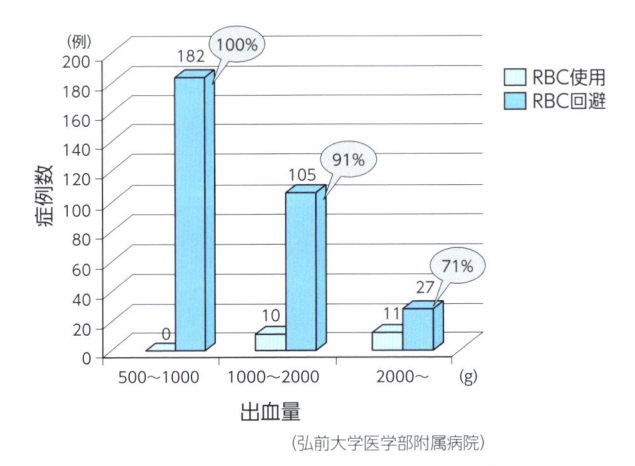

図 2-3　1993〜1997 年：HAT, 出血量と RBC 回避症例数（開心術以外）

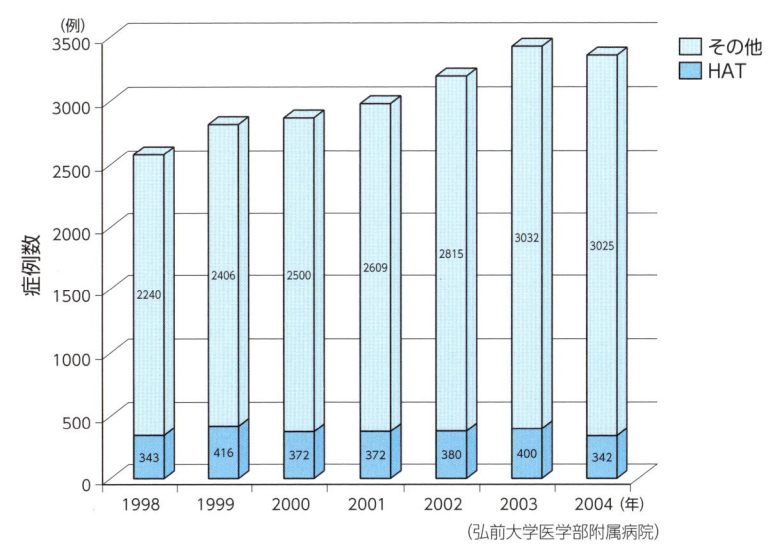

図 2-4　1998〜2004 年：麻酔管理症例数と HAT 症例数の推移

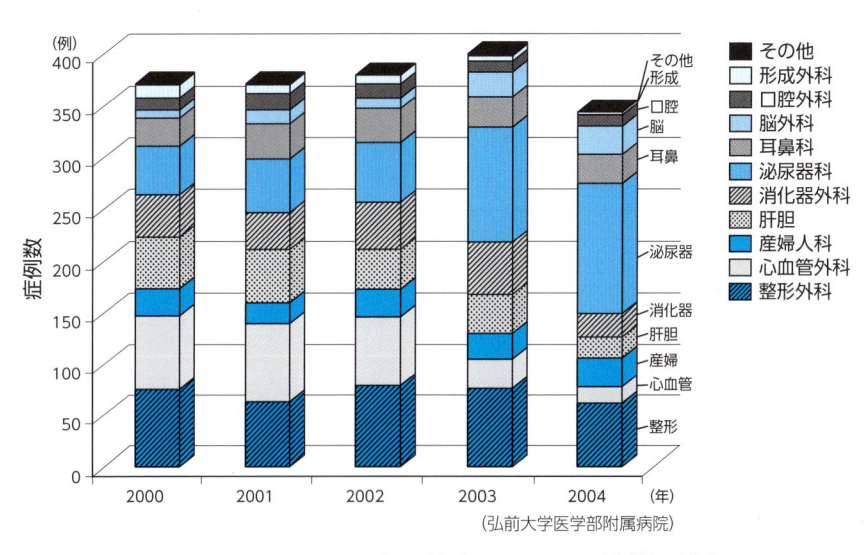

図 2-5　2000〜2004 年：科別にみた HAT 症例数の推移

が行われたのは、心臓血管外科や整形外科の良性疾患症例のみであった。悪性疾患症例は、一部貯血式と HAT の併用で管理されていたが、ほとんど HAT のみで管理されていた。図 2-3 は、この期間の HAT 症例のうち、RBC 回避症例を、出血量で分けてみたものである。(開心術以外) 出血量 1,000 g 未満では 100％で回避されていた。1,000 g 以上、2,000 g 未満では 91％で、2,000 g 以上では 71％で回避されていた。ただ

し、これはあくまで回復室滞在まで(麻酔科医が管理した時間)のデータである。

図 2-4 は、1998〜2004 年までの麻酔科管理症例数と HAT 症例数の推移である。年間症例の 10〜15％で HAT は行われており、7 年間の総数は 2,253 例であった(年平均約 322 例)。

図 2-5 は、2000〜2004 年の HAT 症例を科別にみたものであるが、特に泌尿器科が伸びていた。前立腺、膀胱の悪性腫瘍手術で積極的に

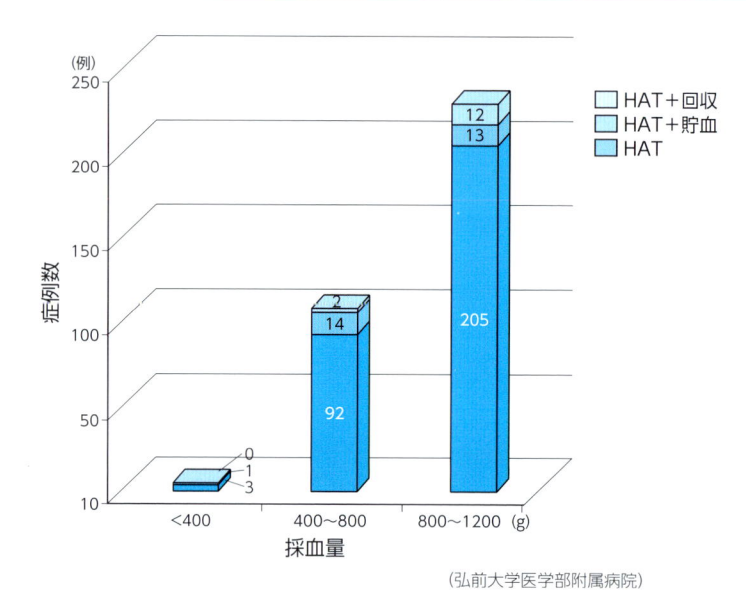

図 2-6　2004 年：HAT 採血量と他の自己血輸血法との併用症例数
（弘前大学医学部附属病院）

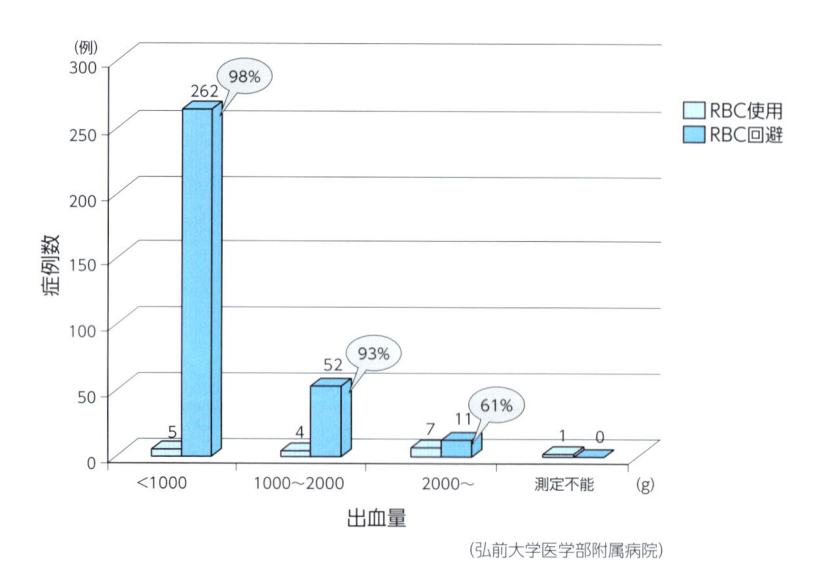

図 2-7　2004 年：HAT，出血量と RBC 回避症例数（開心術以外）
（弘前大学医学部附属病院）

HATが行われるようになったためである。図2-6は2004年のHAT 342例を、HAT採血量と他の自己血輸血法の併用で分析したものである。採血量は800以上1,200g未満が230例で一番多かった。一部の症例でHATと貯血式および回収式がそれぞれ併用されていたが、ほとんどHATのみで管理されていた。なお、回収式併用症例は、ほとんどが心臓血管外科の良性疾患症例（開心術）である。図2-7は、2004年のHAT症例でRBCを回避できた症例数を出血量で分けて分析したものである（開心術以外）。出血量1,000g未満では、98％でRBCが回避されていた。1,000g以上2,000g未満では、93％で回避されていた。2,000g以上でも61％で回避されていた。

図2-8は2005～2010年までの麻酔科管理症

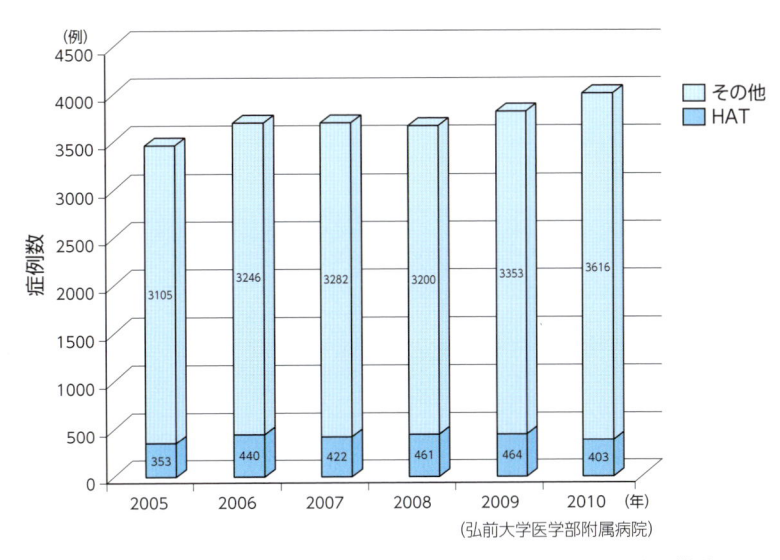

図2-8　2005～2010年：麻酔管理症例数とHAT症例数の推移

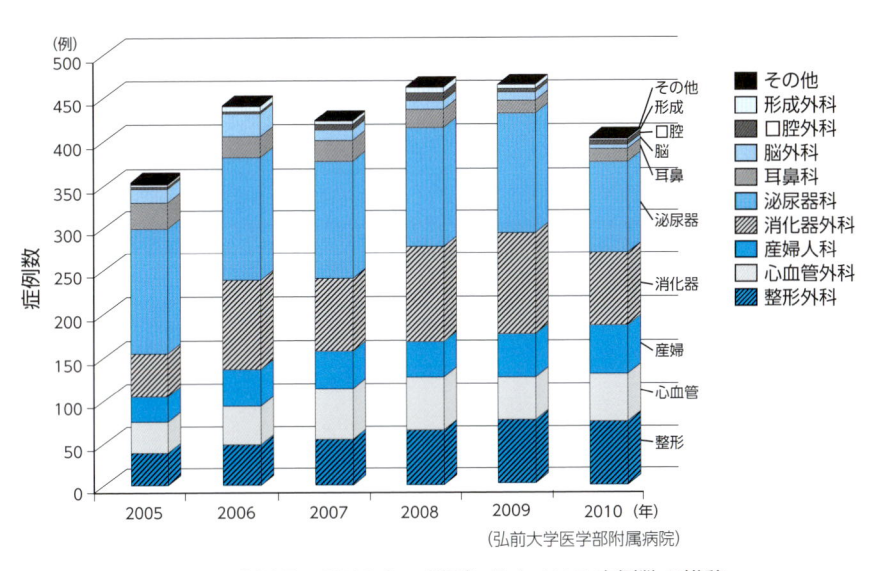

図2-9　2005～2010年：科別にみたHAT症例数の推移

例数とHAT症例数の推移である。この6年間で2,543症例のHATが行われた（年平均約424例）。図2-9は、この6年間のHAT症例を科別でみたものである。先にも述べたが、心臓血管外科、整形外科はほとんどが良性疾患症例で、ほかの科は悪性疾患症例である。特に産婦人科が少しずつ伸びている。子宮、卵巣の悪性腫瘍手術でHATが積極的に行われるようになったためである。図2-10は、2008年のHAT症例でどれくらいRBCを回避できたか、出血量に分けて分析したものである（開心術以外）。1,000g未満では、99％で回避されていた。病棟帰室後も95％で回避されていた。1,000g以上2,000g未満では99％で回避されていた。病棟帰室後も87％で回避されていた。2,000g以上3,000g未満では44％（27例中12例）で回避されていた。病棟帰室後も33％で回避されていた。3,000g以上4,000g未満では43％（7

5. 輸血と腫瘍免疫　　95

図 2-10　2008 年：HAT，出血量と RBC 回避症例数（開心術以外）

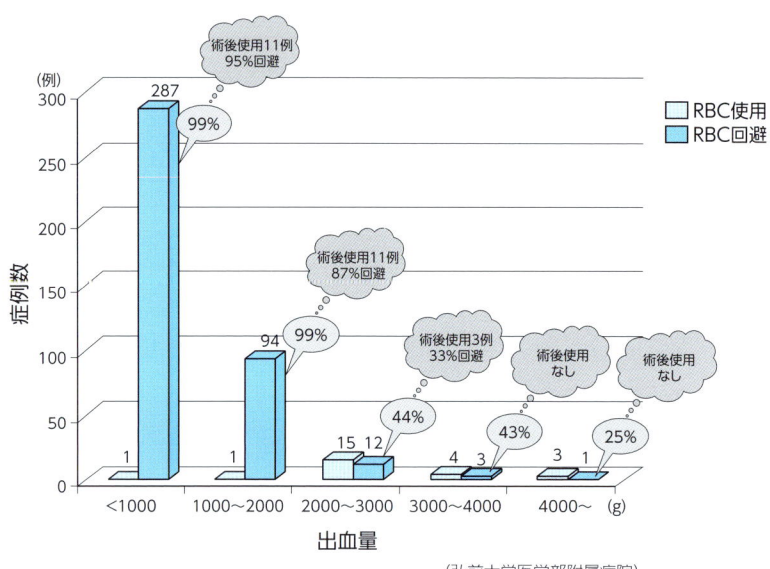

（弘前大学医学部附属病院）

例中 3 例）で回避されていた。病棟帰室後もこの 3 例は回避されていた。4,000 g 以上でも 25％（4 例中 1 例）で回避されていた。この 1 例は病棟帰室後も回避されていた。

　最後に、出血量 4,000 g 以上でも RBC が回避できた 1 例について紹介する。詳細は麻酔に報告[6]されているので、参照していただきたい。

　患者は、44 歳男性、身長 164 cm、体重 64 kg。血液型 A 型、Rh（−）。胆嚢がんのため拡大肝右葉切除術が行われた。手術時間は 8 時間 8 分、麻酔時間は 10 時間 12 分であった。出血量は約 4,030 g、尿量は 600 mL であった。輸液量は 6,000 mL、血液製剤は 5％アルブミン 1,250 mL、HAT 1,200 g であった。ほかの血液製剤は一切投与されなかった。導入前のヘモグロビン値は 13.4 g/dL であった。HAT 採血後は 9.9 であった。HAT 返血前が、6.2 だった。その後返血し、麻酔覚醒後約 1 時間で 9.8 であった。術後は、病棟帰室後、凝固因子補充のため新鮮凍結血漿が投与されたが、経過良好で術後 16 日で退院となった。退院後の経過観察中も RBC は投与されなかった。

　以上紹介したように、症例によっては、相当量の出血であっても、自己血輸血を行うことで同種血輸血（特に RBC）を回避できる可能性がある。また、結果的に回避はできなくても、同種血輸血量を減らせる可能性がある。同種血輸血が、患者の免疫能になんらかの影響があるならば、それを回避するないしは減らす努力をするのは医療従事者として当然のことと考えてきた。それゆえ今日も当院では、HAT を中心にして自己血輸血に取り組んでいる。そして今後もこの姿勢は変わることはないだろう。

　（図 2-1〜10 は、日本臨床麻酔学会第 31 回大会のシンポジウム 6「周術期自己血輸血の推進」で、著者が発表したスライドを修正して引用した）

【文　献】

1) 面川　進. 貯血式自己血輸血. 高折益彦編著. 新自己血輸血（改訂第 3 版）. 東京：克誠堂出版；2006. p.29-64.
2) 小堀正雄. 希釈式自己血輸血. 高折益彦編著. 新自己血輸血（改訂第 3 版）. 東京：克誠堂出版；2006. p.65-118.
3) 冨士武史. 回収式自己血輸血. 高折益彦編著. 新自己血輸血（改訂第 3 版）. 東京：克誠堂出版；2006. p.119-44.

4) 高折益彦. 自己血輸血の歴史. 高折益彦編著. 新自己血輸血(改訂第3版). 東京:克誠堂出版;2006. p.1-16.
5) Sunder-Plassmann L, Klövekorn WP, Messmer K. Preoperative haemodilution:basis adaption mechanism and limitation of clinical application (author's transl).[Article in German] Anaesthesist 1976; 25:124-30.
6) 西村雅之, 高田典和, 橋場英二ほか. 希釈式自己血輸血により同種血輸血を回避できたRh(−)患者の肝右葉切除術の麻酔経験. 麻酔 2014;63:88-90.

(橋本　浩)

6 がんに伴う合併症

はじめに

厚生労働省の人口動態統計によると、本邦における死亡原因の第1位は昭和56年以降悪性新生物となっており、平成25年度の全死亡者に占める割合は28.8％と一貫して上昇傾向である。40代前後から悪性新生物の罹患率は上昇し、年齢階級別にみた死亡原因の割合に関しても、40～80代で上位となっている。また、年齢が上昇するにつれて、加齢に伴う臓器機能低下や予備能の低下が起こり、基礎疾患のあるがん患者の割合が多くなることから、合併症の発生のリスクは高まると予想される。

本章では、抗がん薬に由来する合併症とがん自体に由来する合併症について紹介し、「がんの麻酔」に携わる読者に有用な情報を提供したい。

A 抗がん薬の合併症

近年、抗がん薬は単独での治療だけでなく、外科療法・放射線療法と組み合わせ、治癒の可能性を高めるために術前・術後に行われるようになってきた。

術前化学療法は、手術不能症例などでは腫瘍径の縮小を図り、ダウンステージングを行うことで腫瘍切除を可能にし、腫瘍性の大きながんでは縮小手術に変更することで、機能や美容性の確保を行うことができる。また、腫瘍に対する抗がん薬の効果・感受性の評価や初期の微小浸潤を抑制する目的もある。術前化学療法施行後にダウンステージングが得られた症例では5年生存率が有意に改善したとの報告もあり[1]、化学療法への反応性の評価などを個々の患者に合わせてさらに検討していく必要がある。

従来から再発リスクの高いがんでは治癒率を向上させ、局所再発や転移を予防するために外科療法と組み合わせて術後化学療法もしくは術後化学放射線療法が行われていた。しかし、欧米を中心とした術前化学療法もしくは術前化学放射線療法のRCTをうけ、乳がんや食道がんでは術前化学療法の施行が広がっている。局所進行性乳がんにおいては術前と術後での化学療法を比較しても、予後には差なく、局所再発率にも有意差は認められていない[2]。食道がんにおいては、StageⅡ、Ⅲ（T4を除く）に対する標準治療として外科的切除と術前化学療法の組み合わせが推奨され、国内での臨床試験においても術前化学療法が術後化学療法と比較して有意に良好な結果を示している[3]。ほかのがんにおいても、術後化学療法に比べ、術前化学療法は手術による侵襲が加わる前に行うことで耐用性が高く、コンプライアンスが高いことや、腫瘍径の縮小により治癒切除率の向上が考えられ、今後拡大していくことが予想される。一方で、抗がん薬による周術期合併症の増加が起こりえるため[4～6]、周術期の栄養状態や脱水の評価がより重要となる[7]。

抗がん薬は作用機序により大きく分類されており、がんの種類や進行、患者の全身状態などにより選択される。作用機序により、副作用の種類、出現時期も異なるため、それぞれの抗がん薬の特徴を知る必要がある[8]（表1）。

1 骨髄抑制

抗がん薬の副作用として頻度が高いものには骨髄抑制が挙げられ、多くの抗がん薬投与で認

表1 代表的抗がん薬

種類			作用機序	代表的薬物	特徴的副作用
細胞障害性抗がん薬	代謝拮抗薬		DNA合成期に核酸合成阻害	メトトレキサート，シタラビン，5-フルオロウラシル	口内炎，脱毛
	トポイソメラーゼ阻害薬		DNA切断，再結合を阻害	エトポシド，イリノテカン	骨髄抑制，悪心・嘔吐
	微小管阻害薬	タキサン系	微小管の過剰形成を起こし，細胞分裂阻害	パクリタキセル，ドセタキセル	アレルギー反応，骨髄抑制
		ビンカアルカロイド系	微小管の形成を阻害し，細胞分裂阻害	ビンクリスチン，ビンブラスチン	神経障害，骨髄抑制
	抗腫瘍性抗生物質	ブレオマイシン系	フリーラジカルを発生し，DNA切断	ブレオマイシン	間質性肺炎
		アントラサイクリン系	DNA・RNAポリメラーゼの生成阻害を介して，細胞分裂阻害	ドキソルビシン，アムルビシン	心毒性，骨髄抑制
		マイトマイシン系	DNAをアルキル化し，DNA合成阻害	マイトマイシン	骨髄抑制，食欲不振
	アルキル化薬		アルキル化薬がDNAと架橋形成し合成阻害	シクロフォスファミド	骨髄抑制，出血性膀胱炎
	白金製剤		白金製剤がDNAと架橋形成し合成阻害	シスプラチン	腎障害，聴覚障害
分子標的薬	抗体医薬	モノクローナル抗体	がん細胞表面の特定受容体に作用，増殖抑制	トラツズマブ，リツキシマブ	アレルギー反応
	シグナル伝達阻害薬	チロシンキナーゼ阻害	がん増殖に寄与する活性部位に結合，増殖抑制	イマチニブ，ゲフィチニブ	発疹，間質性肺炎
	血管新生阻害薬		血管新生因子の信号を阻害し，がんの成長抑制	ベバシズマブ	アレルギー反応，好中球減少
	プロテアソーム阻害薬		タンパク分解を阻害しアポトーシスを誘導	ボルテゾミド	消化器症状，骨髄抑制
ホルモン剤	抗エストロゲン薬		ホルモンの代わりに受容体に結合し，増殖抑制	タモキシフェン	血栓症，悪心・嘔吐
	アロマターゼ阻害薬		エストロゲンの産生抑制	アナストロゾール，レトロゾール	血栓症，ほてり
	LH-RHアゴニスト		LH-RH受容体のダウンレギュレーション	リュープロレリン，ゴセレリン	血栓症，ほてり

められる。これは、抗がん薬の機序が細胞分裂に深く関与しているためで、細胞分裂周期の短い造血幹細胞にも大きな影響を与える。骨髄抑制は、白血球減少（好中球減少）、貧血、血小板減少を引き起こし、それぞれ適切な治療が必要である。骨髄抑制のGrade分類を表2に示す[9]。

1) 好中球減少

好中球減少は多くの抗がん薬投与で認められ、好中球数が1,000/mm^{3}以下で易感染性となり、さらに100/mm^{3}以下になると真菌などを含む菌血症などの重症感染症が起こりやすくなる。本邦では「好中球数が500/mm^{3}未満、または1,000/mm^{3}未満であっても500/mm^{3}未満に減少することが予想される場合で、単回測定時の腋窩温が37.5℃以上または単回測定時の口腔内体温が38.0℃以上」を発熱性好中球減少症として定義している[10]。発熱性好中球減少症は化学療法による副作用の中で特に死亡率が

表2 汎血球減少

有害事象		Grade 1	Grade 2	Grade 3	Grade 4	Grade 5
血液およびリンパ系障害	貧血	Hb<LLN～10.0 g/dL	Hb<10.0～8.0 g/dL	Hb<8.0 g/dL または輸血を要する	生命を脅かすまたは緊急処置を要する	死亡
臨床検査	好中球数減少	<LLN～1500/mm³	<1500～1000/mm³	<1000～500/mm³	<500/mm³	―
	血小板数減少	<LLN～75000/mm³	<75000～50000/mm³	<50000～25000/mm³	<25000/mm³	
	白血球減少	<LLN～8000/mm³	<3000～2000/mm³	<2000～1000/mm³	<1000/mm³	―

Hb：ヘモグロビン，LLN：施設基準値下限
〈有害事象の重症度〉Grade 1：軽症，Grade 2：中等症，Grade 3：重症，Grade 4：生命を脅かすまたは緊急処置を要する，Grade 5：死亡
〔NCI Common Terminology Criteria for Adverse Events v4.0-JCOG. 2010. http://ctep.cancer.gov/protocolDevelopment/electronic_applications/ctc.htm#ctc_40（2015年11月閲覧）より引用〕

高いため、患者リスクの評価、適切な抗生物質投与、治療開始後の評価が必要である。好中球数が500/mm³未満の日数が1日延長するごとに発熱性好中球減少症の発症頻度は約10%高まるともいわれている。このため、症状がない場合でも発熱性好中球減少症のリスクが高い場合（65歳以上、パフォーマンスステータス不良、過去に発熱性好中球減少症発症のエピソード、広範囲の照射歴、栄養障害、重篤な併存疾患の合併など）や、発熱性好中球減少症合併の確率が20%以上の化学療法が行われる場合にはヒト顆粒球コロニー形成刺激因子（G-CSF）の一次予防投与が行われる[11]。

多くの抗がん薬で好中球減少のピークは10～14日ころといわれており[7]、回復期には単球や網状赤血球の増加が観察される。術前化学療法による好中球減少が認められても多くの場合では外科治療までに回復している。しかし、化学療法中に外科治療が必要となった場合などは、周術期の易感染性に注意が必要となる[12]。また、化学療法終了後早期に外科的治療が必要な場合は、骨髄抑制のピークを予測して手術予定を組み、必要であればG-CSFの投与を行いながら周術期管理をしていく[13,14]。

2）血小板減少

がん患者で血小板減少が認められた場合には骨髄抑制による血小板産生低下以外に、播種性血管内凝固（disseminated intravascular coagulation：DIC）や薬剤性の血小板減少が考えられうる。抗がん薬投与に伴う骨髄抑制による血小板産生障害が原因である場合は、好中球減少時と同様に血小板数の回復期を予測した対応が必要であり、遷延する場合にはその他の原因を検索する必要がある。

一般的に血小板数が50,000/μL以上では無症状のことが多く、10,000/μL以下では外傷などを伴わなくても臓器出血が起こる危険性があるとされている。血小板輸血ガイドラインによると外科的・観血的処置は血小板数が40,000～50,000/μLあれば安全に施行できるとされている[7,15]。頻回の血小板輸血により抗ヒト血小板抗原（HPA）抗体や抗ヒト白血球抗原（HLA）抗体が形成され、血小板輸血後も血小板数の増加が認められない血小板輸血不応状態に陥ることもあり、これらの抗体が適合した血小板製剤が必要となる。輸血に伴う副作用の増加から、血小板減少が認められても不必要な輸血は避け、予防投与に関する適正な基準や投与量に関しては今後のさらなる検討が必要である[16]。

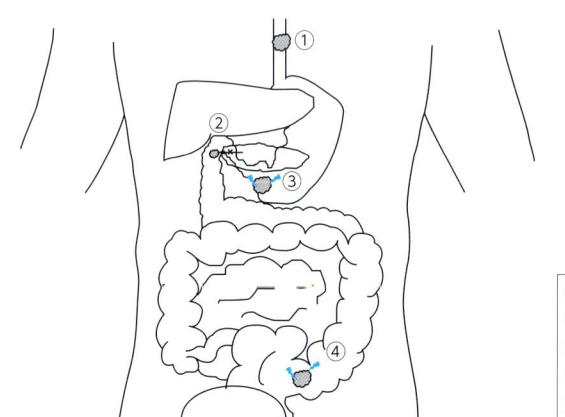

低栄養を来しうる原因
①通過障害：腫瘍による消化管の狭窄・閉塞
②分泌障害：膵液などの消化液の分泌阻害
③腫瘍からの出血，体液の喪失
④播種性病変による蠕動障害
⑤病的交通の形成：膀胱直腸瘻など

図1　栄養障害の原因

3）貧血

　赤血球は白血球、血小板と違って半減期が120日と長期にわたるため、短期的な影響は強く認められないことが多い。しかし、消化管由来のがんの場合、腫瘍自体からの出血や鉄などの栄養素の吸収障害により、あらかじめ貧血を認めることが多いため輸血が必要になることがある。ヘモグロビン（Hb）7.0 g/dLを目安として赤血球輸血を行い、その他、年齢や患者背景、呼吸・循環動態をみながら輸血を考慮していく[15]。

2　栄養障害

　がん患者では栄養障害を認めることが多い。理由としては腫瘍自体による食物の通過障害や出血などのほか（図1）、外科的治療に伴う消化・吸収障害、化学療法に起因するものなどが挙げられる[7]。

　化学療法中は悪心・嘔吐に伴う摂取量の低下から体重減少が起こり、体重減少は化学療法中の有害事象の増強をもたらすため栄養障害がさらに悪化する可能性が高い。化学療法に伴う悪心・嘔吐（chemotherapy-induced nausea and vomiting：CINV）は発生機序として、①第4脳室最後野の化学受容体トリガーゾーン（CTZ）で抗がん薬による催吐性刺激を受け、ムスカリン、セロトニン、ドパミン、ニューロキニン-1などの受容体を介して延髄の嘔吐中枢を刺激、②抗がん薬投与によりフリーラジカルが誘発され、消化管のセロトニン分泌亢進が引き起こされ消化管神経末端に結合し、求心性の迷走神経・内臓神経を介し嘔吐中枢を刺激、③心理的要因により大脳皮質から嘔吐中枢への刺激、などが挙げられる[17]。それぞれの要因に応じた薬物の予防的投与が重要である。

　化学療法に伴う口内炎は疼痛、出血や二次性の感染症を引き起こすだけでなく食事や水分摂取量の低下にも大きく関与している。口内炎を合併しやすい抗がん薬を投与する場合、予防対策としてクライオセラピーや含嗽や歯磨きでの口腔内ケアを施行し、口内炎が発症した場合には経口摂取が困難となるため経管栄養を施行するなどして栄養管理を行う。

　その他、化学療法に伴う下痢も栄養障害に大きく関与している。がん患者において、下痢は化学療法に伴うものだけでなく、感染症や抗菌薬使用に伴う偽膜性腸炎、腸管切除などの外科的処置に伴うもの、オピオイド投与に伴う下剤の過量投与などさまざまな原因が考慮される。化学療法に伴う下痢の場合、副交感神経が刺激

され腸管蠕動亢進が引き起こされる急性発症のものと投与後数日から10日で発症する腸管粘膜障害性のものに分けられ、水電解質管理のほか、止痢剤やオクトレオチドの投与による積極的治療が推奨されている[18]。

周術期管理を行ううえで、術前からの低栄養は術後合併症の増加をもたらす因子として知られており[19〜22]、積極的な介入が必要である。また、プロポフォールの投与量が術前の栄養状態によって異なり、低栄養が覚醒遅延を引き起こすとの報告もあることから[23]、全身麻酔の際にも栄養状態の評価は重要となる。摂取・吸収障害による栄養障害を認める場合、低アルブミン血症が血管内脱水を増強させうることを考慮しなければならない[19,22]。術前脱水もまた、麻酔導入後の低血圧を引き起こし、全身麻酔での死亡率を増加させる因子となることが報告されている[24]。

3 臓器毒性（心・肺・腎）

臓器毒性は重大な副作用であり、それぞれの抗がん薬によって傷害しやすい部位が異なっている。また、自覚障害がない場合でも予備能の低下を伴うことがあり、臓器毒性を起こしやすい化学療法を施行中・施行後は定期的な健診が重要である[25]。

1) 心毒性

多くの抗がん薬が心毒性を起こしうるが、頻度の高いものとしてアントラサイクリン系薬物が挙げられる。投与量の累積により心筋障害が起こり、うっ血性心不全や左室収縮機能障害が増加する。術前に心機能障害を認めない場合でも、全身麻酔中に不整脈を発症した症例報告もある[26,27]。アントラサイクリン系の抗がん薬は乳がんや小児悪性腫瘍の治療に用いられることが多いが、心機能の低下を認めない小児の全身麻酔症例において、過去にアントラサイクリン系抗がん薬の投与を受けている群のほうが全身麻酔の心抑制を受けやすいとの報告もある[28]。

また、副作用が比較的少ないといわれていた分子標的薬でも心毒性は認められている[29]。トラスツズマブやスニチニブなどで出現頻度は高いとされるが、アントラサイクリン系とは異なり薬物投与中断と適切な加療で改善することが多い。

2) 肺毒性

抗がん薬だけでなくさまざまな薬物により肺障害は起こりうるが、特に抗がん薬による細胞障害性の間質性肺炎は重篤な症状を呈し、致死性の高い副作用である。ブレオマイシンやエベロリムスのように比較的高頻度で発症する薬物では定期的なモニタリングが推奨されている。原因薬物の中止やステロイドの投与などで治療を行うが、ステロイドの長期投与による日和見感染を合併しやすいことにも注意が必要である。

ブレオマイシンの肺毒性はフリーラジカルの産生に起因するともいわれ、以前は高濃度酸素投与がそれを助長するとの報告もあった[30]。しかし、肺保護戦略が一般的となり、人工呼吸器設定の変化などにより酸素濃度を極限まで低下させることにエビデンスはないとされている。一方で、術後の急性肺障害の発症にはブレオマイシン投与だけでなく、ブレオマイシン投与患者の喫煙との関連が挙げられている。幼少期にブレオマイシン投与を受けた場合でも呼吸機能の低下が報告されており[31]長期の影響が認められることから、患者教育も重要となってくる。

3) 腎毒性

腎毒性をもつ抗がん薬で有名なものにシスプラチン、メトトレキサートなどが挙げられる。

シスプラチンは腎障害頻度が比較的高く、尿細管障害を引き起こす。腎障害を軽減させる目的で大量輸液と利尿薬投与が施行されることが

多い。しかし、シスプラチンは投与後3ケ月程度でも腎機能低下を引き起こす可能性があるため、腎障害を引き起こしうる薬物を併用もしくは直近で使用する場合にはより注意が必要である[32]。メトトレキサートとその代謝物は尿細管遠位部において、尿の酸性化に伴い析出することで閉塞を引き起こす[30]。このため、輸液のほか尿のアルカリ化などにより腎障害の予防を行う必要がある。

全身麻酔の場合、麻酔薬の多くが循環抑制を引き起こしやすい[25]。デスフルラン、セボフルラン、プロポフォールによる全身麻酔をうけた術後患者において、群間の有意差はないもののどの群間でも一過性の腎機能低下が認められたとの報告がある[33]。これは腎灌流量が減少することで腎機能障害を生じる可能性が考えられる。またセボフルランにおいては特に低流量麻酔を施行した場合、コンパウンドAという臓器毒性をもつ分解産物が増加し、術後の腎障害が増加する危険があるとされている[34]。しかし最近の研究では、腎毒性のある抗がん薬投与を受けた患者においても長時間セボフルランの低流量麻酔は高流量のものと有意な副作用の増強はないとされている[35]。

B がん由来の合併症

1 腫瘍塞栓・血栓塞栓症

腫瘍塞栓は、血管内へ悪性腫瘍が浸潤し塞栓を形成することで生じる。一般に静脈系に多いとされ、周術期には肝細胞がん、腎がんによる下大静脈や門脈の腫瘍塞栓症がしばしば認められるため注意が必要である[36~38]。また、1990年代にはvon Herbayらによりpulmonary tumor thrombotic microangiopathy（PTTM）という疾患概念が提唱された。PTTMは末梢の肺動脈での微小な腫瘍塞栓が契機となって、局所的な凝固亢進が引き起こされ、血管内膜の線維性肥厚や肺高血圧を呈する臨床像である。進行性の呼吸困難を呈するが、剖検例にて初めて診断される症例が多く、剖検例の3.3%に認められたとの報告もある[39]。このようなことから、担がん患者では常に腫瘍塞栓を念頭に置いた対応が必要である。

静脈血栓塞栓症の危険因子としては、悪性疾患や化学療法の施行などが挙げられる。悪性腫瘍では組織因子が放出され外因系の凝固カスケードが刺激されることでトロンビンの形成や血小板の活性化が起こり凝固能の亢進が引き起こされる[40]。さらに、高齢者や糖尿病などの基礎疾患、感染症、長期臥床などの影響により血栓症発症リスクは高まる。悪性腫瘍に関連した血栓塞栓症としては深部静脈血栓症[41]のほか、DIC、血栓性微小血管症、遊走性表層性血栓性静脈炎（トルソー症候群）などが知られている。

静脈血栓塞栓症患者において担がん患者は約2割にのぼり、非担がん患者と比べて静脈血栓塞栓症の発症相対危険度は4.7との報告もある。このため周術期は静脈血栓塞栓症の積極的な予防が勧められており、特にリスクが高い場合には抗凝固療法が推奨されている[42]。術前や術後早期から抗凝固療法を施行することも多いため、脊椎・硬膜外麻酔などの局所麻酔を併用する場合は注意が必要である。予防的投与量の低用量未分画ヘパリンの場合、穿刺は禁忌ではないものの、硬膜外血腫のリスクは高まる[43]。末梢神経ブロックや経静脈的自己調節鎮痛法などを用いた術後鎮痛とメリット・デメリットを検討して施行する必要がある。

2 播種性血管内凝固（DIC）

DICの基礎疾患としては、敗血症・悪性腫瘍・膠原病が3大原因として知られており、悪性腫瘍の中では造血器腫瘍や腺がんで頻度が高いとされている[41]。悪性腫瘍に伴うDICの場合、腫瘍からの持続的な組織因子の放出がみられ、慢性に経過することが多く、出血や血栓・

塞栓による虚血性の臓器障害が目立たない場合も多い。しかし、感染症の合併や手術侵襲に伴い、DICが急性増悪する可能性に注意する必要がある。

DICの治療は基本的には基礎疾患の治療であり、予後によっては治療が困難であることも多い。DICは線溶亢進型、線溶均衡型、線溶抑制型の3つの病型に分類される[44]。線溶亢進型のDICにおいて、活動性の出血が認められる場合や観血的処置を必要とする場合は新鮮凍結血漿や血小板の輸血による補充療法が行われることが多いが、エビデンスははっきりしていない。また線溶抑制型のDICは敗血症を合併した際などに起こりやすいが、悪性腫瘍に伴うDICに対する抗凝固療法は欧米ではほとんど施行されていない。トロンボモデュリン製剤は敗血症によるDICに対し有用であると報告されているが、最近では固形腫瘍によるDIC患者で臨床的に検討した報告もあり[45]、治療方法に関してはさらなる研究が必要である。

3 腫瘍随伴症候群

悪性腫瘍により引き起こされ、腫瘍や転移巣自体による圧迫などによらない疾患・検査異常などを総称して腫瘍随伴症候群と呼ぶ[46]。腫瘍自体の確定診断の前に症状が顕在化することも多いため、腫瘍随伴症候群の診断から悪性腫瘍の存在が疑われることもある。また、原疾患の悪化と並行して悪化がみられることもある。がん患者の8%に生じるとされ、さまざまな臓器症状を呈するため注意が必要である[47]。主な分類として、①内分泌系、②神経系、③筋骨格系、④皮膚、⑤血液、⑥腎、などが挙げられる。基本的には原因となる悪性腫瘍の治療が必要であり、その他は対症療法を施行していく。以下に周術期管理にかかわる症候群について述べる。

1) 異所性ACTH産生腫瘍

異所性副腎皮質刺激ホルモン（ACTH）産生腫瘍は小細胞肺がんや気管支カルチノイドなどの腫瘍細胞からACTHが産生され、副腎皮質機能亢進が起こり、高血圧、低カリウム血症、筋力低下、全身性浮腫などのクッシング症状が引き起こされる[46]。小細胞肺がんでは、50%の症例でACTHが上昇しているがクッシング症候群を引き起こすのはその一部とされている。また、進行が早いために身体症状はみられず、電解質などの検査異常のみが目立つことも多い。気管支カルチノイドでは進行が比較的遅いため、中心性肥満などのクッシング徴候を認めることもある。

治療は腫瘍自体の摘出や化学療法による原疾患の治療であるが、原疾患の治療が困難な場合は副腎皮質ステロイド合成阻害酵素などを投与する場合もある。感染対策、血糖コントロール、ステロイドの補充などが周術期に必要となることもある。術前にクッシング徴候やホルモン異常が認められていないかった気管支カルチノイド患者で、術中制御困難な高血圧、低カリウム血症を認め、周術期に異所性ACTH産生腫瘍の診断に至った報告もあるため[48]、合併しやすい腫瘍の場合には念頭に置く必要がある。

2) 抗利尿ホルモン不適合分泌症候群（SIADH）

抗利尿ホルモン不適合分泌症候群（syndrome of inappropriate secretion of antidiuretic hormone：SIADH）は担がん患者の1〜2%で報告され、希釈性の低ナトリウム血症を引き起こす。小細胞肺がんや膵がん患者において抗利尿ホルモンが過剰に産生されることで低ナトリウム血症が起こり、それに伴う意識障害や倦怠感の症状が現れる[46]。脱水や浮腫の所見はなく、無症状の低ナトリウム血症であることも多い。そのほかに腫瘍による下大静脈の圧排が左心房

の容積受容体を刺激し抗利尿ホルモンの分泌が促進される場合、ビンクリスチンなどの化学療法に伴う薬物性の場合がある。また、腎機能の低下や副腎機能・甲状腺機能の低下でも低ナトリウム血症を引き起こすため、ホルモン値の測定や分泌刺激試験などでの鑑別が必要である。

SIADHによる低ナトリウム血症は、原因疾患の治療や水制限などにより治療される。急激なナトリウム補正は橋中心髄鞘崩壊を引き起こすため、血清ナトリウムの補正速度は1時間あたり0.5 mEq/L、24時間で10 mEq/L程度の増加に抑える。しかし低ナトリウム血症は周術期の合併症発症率や死亡率に関係しており、輸液などによる十分な補正が必要である[49]。麻酔や手術による侵襲やオピオイド投与によって抗利尿ホルモンの分泌は促進され、体内への水分保持が進み、SIADHが再燃する可能性もあるため注意が必要である[50]。

3）Lambert-Eaton筋無力症候群（LEMS）

Lambert-Eaton筋無力症候群（Lambert-Eaton myasthenic syndrome：LEMS）は、約85％でP/Q型電位依存性カルシウムチャネル（voltage-gated calcium channel：VGCC）に対する自己抗体が検出される神経筋接合部・自律神経疾患であり、本邦での検討では約60％の患者で小細胞肺がんを合併していたとの報告がある[46,51]。臨床的な特徴としては下肢の筋力低下、深部腱反射の低下、自律神経失調症状がある。誘発筋電図試験では低頻度反復刺激では漸減現象（waning）、高頻度反復刺激では漸増現象（waxing）といった特徴的な結果がみられる。悪性腫瘍に伴うものの場合は原発巣に先立って診断されることが多く、LEMSの診断後は悪性腫瘍の全身検索が必要である[52]。治療は小細胞肺がんを合併している場合はそれに対する化学・放射線療法を施行する。原疾患の回復に伴いLEMSの症状も改善するとされている[53]。

LEMS合併患者に全身麻酔を施行する場合、筋弛緩薬の使用に注意が必要である[54]。術前にLEMSの診断がついていなかった症例では筋弛緩薬の遷延が認められ、それを契機にLEMSの診断が行われた報告もある[55]。診断がついていない場合や未治療の場合は筋力の減弱が遷延し呼吸器合併症の危険が高まるとの報告もある[56]。LEMS患者では筋弛緩の作用は強調され、遷延するとされており[57]、初期投与量や追加投与に関しては筋弛緩モニターを使用した管理が必要である。セボフルラン単独の吸入麻酔を施行した場合にも単収縮力の抑制が認められており[58]、硬膜外麻酔や末梢神経ブロックを組み合わせることで筋弛緩薬を使用せずに安全に麻酔を施行可能であったとの報告が多数ある[59,60]。

4）皮膚筋炎

自己免疫性疾患の一つで多発性筋炎とともに特発性炎症性ミオパチーとして分類されている。皮膚筋炎のうち30％程度に悪性腫瘍、特に胃がんや肺がん、乳がんの合併が認められる場合がある[46,61,62]。悪性腫瘍に合併した皮膚筋炎はステロイドに治療抵抗性があるとされている。原疾患の治療により皮膚筋炎の症状も改善したとの報告も多い[61,62]がまれに増悪する場合もある。

皮膚筋炎では呼吸器合併症が多く、誤嚥性肺炎、呼吸筋低下による低換気、間質性肺炎が知られており、特に間質性肺炎は約50％で認められるとされている。間質性肺炎の急性増悪は皮膚筋炎自体のコントロールが良好であっても起こる場合があり[63]、周術期の手術侵襲や高濃度酸素投与、過剰な1回換気量により間質性肺炎の急性増悪を引き起こす可能性があることに留意する。気胸や縦隔気腫を併発する場合もあるため[64]、特に陽圧換気時の急激な酸素化の低下や胸痛発作時には注意が必要である。また、皮膚筋炎患者で心電図変化が半数以上で認めら

れるとの報告もあり、心筋炎の罹患も多い[65]。早期のステロイドや免疫抑制剤の投与で改善するとの報告もある[66]。無症候性のものも多く、麻酔薬などの循環抑制を来す薬物の投与には注意が必要である。筋弛緩薬の作用に関しては遷延や感受性の変化があるといわれており、最近ではスガマデクスにて良好な筋弛緩の拮抗がなされたとの報告もあるが[67]、初期投与量や追加投与に関しては筋弛緩モニターを使用した管理が必要である。

5）腫瘍熱

腫瘍熱は悪性腫瘍により引き起こされる発熱で血液系の悪性腫瘍や他臓器への浸潤や壊死を認める固系腫瘍で認められることがある。担がん患者で最も多い発熱の原因は感染症であり、呼吸器・尿路感染、カテーテル留置に伴う血流感染、皮膚や創部の感染が考慮される。その他の非感染性の発熱には薬物性のものなどが挙げられ、腫瘍熱との鑑別が必要である。感染症に伴う発熱の場合、上気道感染であれば術後の呼吸器合併症などの周術期合併症の増加が予想されるため、臨時手術でなければ延期なども考慮される。しかし、腫瘍熱では、全身状態は安定しており頻脈も伴わないことが多く、腫瘍切除により解熱が期待されることもあるため、手術の実施もやむをえない場合がある。発熱により酸素消費量の増加が起こるため、極端な高熱の場合は積極的な解熱を行う必要がある[68]。高体温時での筋弛緩作用に関しては作用が減弱し作用時間の短縮を認めたとの報告もあるため、注意深い観察が必要である。術前の高体温は術後死亡率に関与するとの報告もあり[69]、術前から体温調整は必要と思われる。

4　腫瘍崩壊症候群

腫瘍崩壊症候群は急性白血病や悪性リンパ腫など化学療法に感受性の高い悪性腫瘍で腫瘍細胞が崩壊し核酸やカリウム、リンが急激に血中へ放出された際に起こり、急性腎不全や痙攣、致死性の不整脈が引き起こされることがある。治療開始時に起こることが多いとされ、大量補液と尿酸値を低下させるため尿のアルカリ化を図るなどして予防を行う。特に白血球数の多い急性骨髄性白血病や進行したバーキットリンパ腫などは高リスク群とされている[70]。しかしまれに鑑別診断のための生検や腫瘍への刺激[71]、あるいは全身麻酔の導入だけでも腫瘍崩壊を引き起こす誘因となる場合もあるため[72〜74]、高リスク群では電解質の経時的な確認などが必要となる。

【文　献】

1) Davies AR, Gossage JA, Zylstra J, et al. Tumor stage after neoadjuvant chemotherapy determines survival after surgery for adenocarcinoma of the esophagus and esophagogastric junction. J Clin Oncol 2014；32：2983-90.
2) Wolmark N, Wang J, Mamounas E, et al. Preoperative chemotherapy in patients with operable breast cancer：nine-year results from National Surgical Adjuvant Breast and Bowel Project B-18. J Natl Cancer Inst Monogr 2001；30：96-102.
3) Ando N, Kato H, Igaki H, et al. A randomized trial comparing postoperative adjuvant chemotherapy with cisplatin and 5-fluorouracil versus preoperative chemotherapy for localized advanced squamous cell carcinoma of the thoracic esophagus（JCOG9907）. Ann Surg Oncol 2012；19：68-74.
4) Ishikawa T, Isono S, Nehashi S, et al. Neoadjuvant chemotherapy prior to radical operation as a risk factor for nocturnal oxygen desaturation in perioperative periods. Masui 2002；51：408-10.
5) 久利通興, 谷上博信, 神原紀子ほか. 頭頸部悪性腫瘍再建手術における創傷治癒に関連する因子の検討. 麻酔 2007；56：404-8.
6) 岡　龍弘, 尾澤芳子. 術中循環動態変動と術後腎機能障害. 麻酔 1999；48：2-8.
7) Lefor AT. Perioperative management of the patient with cancer. Chest 1999；115：165-71.
8) Zaniboni A, Prabhu S, Audisio RA. Chemotherapy and anaesthetic drugs：too little is known. Lancet

9) NCI Common Terminology Criteria for Adverse Events v4.0-JCOG. 2010. http://ctep.cancer.gov/protocolDevelopment/electronic_applications/ctc.htm#ctc_40（2015年11月閲覧）
10) Masaoka T. Evidence-based recommendations for antimicrobial use in febrile neutropenia in Japan: executive summary. Clin Infect Dis 2004; 39: S49-52.
11) Dührsen U, Villeval JL, Boyd J, et al. Effects of recombinant human granulocyte colony-stimulating factor on hematopoietic progenitor cells in cancer patients. Blood 1988; 72: 2074-81.
12) 境 雄大, 佐藤浩一, 小笠原紘志ほか. 骨髄異形成症候群に合併した Amyand's hernia の1例. 日消外会誌 2007; 40: 781-6.
13) Nakano Y, Okutani R. Perioperative management for a patient with chronic pancytopenia: a case of aplastic anemia with persistent neutropenia following preoperative administration of G-CSF. J Anesth 2010; 24: 268-71.
14) 山口重樹, 鷹西敏雄, 見塩六生ほか. Neoadjuvant Chemotherapy により骨髄抑制をきたした患者の麻酔管理. 日臨麻会誌 1999; 19: 52-5.
15) 厚生労働省医薬食品局血液対策課. 血液製剤の使用指針（改訂版）. 2012. 1-7.
16) Stanworth SJ, Estcourt LJ, Powter G, et al. A no-prophylaxis platelet-transfusion strategy for hematologic cancers. N Engl J Med 2013; 368: 1771-80.
17) Hesketh PJ. Chemotherapy-induced nausea and vomiting. N Engl J Med 2008; 358: 2482-94.
18) Benson AB 3rd, Ajani JA, Catalano RB, et al. Recommended guidelines for the treatment of cancer treatment-induced diarrhea. J Clin Oncol 2004; 22: 2918-26.
19) Wu N, Chen G, Hu H, et al. Low pretherapeutic serum albumin as a risk factor for poor outcome in esophageal squamous cell carcinomas. Nutr Cancer 2015; 67: 481-5.
20) Pañella L, Jara M, Cornejo M, et al. Nutritional status and postoperative complications in patients with digestive cancer. Rev Med Chil 2014; 142: 1398-406.
21) Kathiresan AS, Brookfield KF, Schuman SI, et al. Malnutrition as a predictor of poor postoperative outcomes in gynecologic cancer patients. Arch Gynecol Obstet 2011; 284: 445-51.
22) Goh SL, De Silva RP, Dhital K, et al. Is low serum albumin associated with postoperative complications in patients undergoing oesophagectomy for oesophageal malignancies? Interact Cardiovasc Thorac Surg 2015; 20: 107-13.
23) Tian X, Xiang Y, Fan Y, et al. Impact of malnutrition on propofol consumption and recovery time among patients undergoing laparoscopic gastrointestinal surgery. Acta Anaesthesiol Scand 2014; 58: 942-7.
24) Rioja E, Cernicchiaro N, Costa MC, et al. Perioperative risk factors for mortality and length of hospitalization in mares with dystocia undergoing general anesthesia: a retrospective study. Can Vet J 2012; 53: 502-10.
25) Pleuvry A. Anaesthetic relevance of drugs used to treat cancer. Anaesthesia & Intensive Care Medicine 2006; 7: 189-92.
26) Okamoto T, Ogata J, Minami K. Sino-atrial block during anesthesia in a patient with breast cancer being treated with the anticancer drug epirubicin. Anesth Analg 2003; 97: 19-20.
27) 松尾兼幸, 本田 完, 平賀一陽. ドキソルビシン, ドキソタキセルによる乳癌術前化学療法後, 術中より心伝導系異常を来した1症例. 麻酔 2001; 50: 1113-5.
28) Huettemann E, Junker T, Chatzinikolaou KP, et al. The influence of anthracycline therapy on cardiac function during anesthesia. Anesth Analg 2004; 98: 941-7.
29) Senkus E, Jassem J. Cardiovascular effects of systemic cancer treatment. Cancer Treat Rev 2011; 37: 300-11.
30) Zaniboni A, Prabhu S, Audisio RA. Chemotherapy and anaesthetic drugs: too little is known. Lancet Oncol 2005; 6: 176-81.
31) De A, Guryev I, LaRiviere A, et al. Pulmonary function abnormalities in childhood cancer survivors treated with bleomycin. Pediatr Blood Cancer 2014; 61: 1679-84.
32) 田中寛之, 大澤麻衣, 澤口武尊ほか. 術後補助化学療法後の発熱性好中球減少症に使用されたバンコマイシンが中毒域を示した一症例. TDM研究 2008; 25: 47-52.

33) Ebert TJ, Arain SR. Renal responses to low-flow desflurane, sevoflurane, and propofol in patients. Anesthesiology 2000；93：1401-6.

34) Obata R, Bito H, Ohmura M, et al. The effects of prolonged low-flow sevoflurane anesthesia on renal and hepatic function. Anesth Analg 2000；91：1262-8.

35) Wujtewicz M, Sawicka W, Wenski W, et al. The influence of low flow anaesthesia on renal function in cancer patients previously treated with nephrotoxic chemotherapeutic agents. Anaesthesiol Intensive Ther 2012；44：71-5.

36) Quirk M, Kim YH, Saab S, et al. Management of hepatocellular carcinoma with portal vein thrombosis. World J Gastroenterol 2015；21：3462-71.

37) Radak D, Milojevic P, Babic S, et al. Renal tumor with tumor thrombus in inferior vena cava and right atrium：the report of five cases with long-term follow-up. Int Urol Nephrol 2011；43：1033-8.

38) Gettman MT, Blute ML. Surgical management of renal cell carcinoma invading the vena cava. Curr Urol Rep 2002；3：37-43.

39) Uruga H, Fujii T, Kurosaki A, et al. Pulmonary tumor thrombotic microangiopathy：a clinical analysis of 30 autopsy cases. Intern Med 2013；52：1317-23.

40) Gil-Bernabé AM, Lucotti S, Muschel RJ. Coagulation and metastasis：what does the experimental literature tell us? Br J Haematol 2013；162：433-41.

41) Yamashita Y, Wada H, Nomura H, et al. Elevated fibrin-related markers in patients with malignant diseases frequently associated with disseminated intravascular coagulation and venous thromboembolism. Intern Med 2014；53：413-9.

42) Farge D, Debourdeau P, Beckers M, et al. International clinical practice guidelines for the treatment and prophylaxis of venous thromboembolism in patients with cancer. J Thromb Haemost 2013；11：56-70.

43) Freise H, Van Aken HK. Risks and benefits of thoracic epidural anaesthesia. Br J Anaesth 2011；107：859-68.

44) Asakura H. Classifying types of disseminated intravascular coagulation：clinical and animal models. J Intensive Care 2014；2：20.

45) Asano Y, Kashiwagi S, Shibutani M, et al. Effect of recombinant human soluble thrombomodulin in patients with solid carcinoma with DIC. Gan To Kagaku Ryoho 2014；41：2503-5.

46) Pelosof LC1, Gerber DE. Paraneoplastic syndromes：an approach to diagnosis and treatment. Mayo Clin Proc 2010；85：838-54.

47) Baijens LW, Manni JJ. Paraneoplastic syndromes in patients with primary malignancies of the head and neck. Four cases and a review of the literature. Eur Arch Otorhinolaryngol 2006；263：32-6.

48) Kishimoto S, Hirota K, Segawa H, et al. Ectopic ACTH syndrome revealed as severe hypokalemia and persistent hypertension during the perioperative period：a case report. J Anesth 2011；25：104-7.

49) Leung AA, McAlister FA, Rogers SO Jr, et al. Preoperative hyponatremia and perioperative complications. Arch Intern Med 2012；172：1474-81.

50) 飯田啓介, 金子道生, 加藤雅長ほか. 口蓋形成術後の入院管理に苦慮した抗利尿ホルモン分泌異常症候群の1例. 有病者歯科医療 1997；6：16-20.

51) Hülsbrink R, Hashemolhosseini S. Lambert-Eaton myasthenic syndrome- diagnosis, pathogenesis and therapy. Clin Neurophysiol 2014；125：2328-36.

52) 築地　淳, 金子　猛, 斉藤春洋ほか. Lambert-Eaton筋無力症候群が先行発症したcT0N2M0小細胞肺癌の1例. 日呼吸会誌 2004；42：820-4.

53) 朴木久恵, 河岸由紀男, 小田寛文ほか. 肺小細胞癌の治療によりLambert-Eaton筋無力症候群の著明な改善を得た1例. 日呼吸会誌 2003；41：331-5.

54) 成松英智, 新谷知久. 特殊な状態・病態におけるロクロニウムの使い方と留意点―重症筋無力症・筋疾患などの神経筋疾患―. 日臨麻会誌 2008；28：865-72.

55) Small S, Ali HH, Lennon VA, et al. Anesthesia for an unsuspected Lambert-Eaton myasthenic syndrome with autoantibodies and occult small cell lung carcinoma. Anesthesiology 1992；76：142-5.

56) Minami K, Sata T, Ishimura H, et al. Anesthetic management of a patient suspected of having Lambert-Eaton syndrome due to an unexpected prolongation of vecuronium. J Anesth 1994；8：482-3.

57) 天白宏典, 真栄城亮, 井上健太郎ほか. 麻酔覚醒遅延で発見されたLambert-Eatonmyasthenicsyndromeを伴う小細胞肺癌の1例. 日呼外会誌 2011；

25：87-90.
58) Itoh H, Shibata K, Nitta S. Neuromuscular monitoring in myasthenic syndrome. Anaesthesia 2001；56：562-7.
59) Sakura S, Saito Y, Maeda M, et al. Epidural analgesia in Eaton-Lambert myasthenic syndrome. Effects on respiratory function. Anaesthesia 1991；46：560-2.
60) 木村　太，大石将文，矢越ちひろほか．ランバート・イートン筋無力症候群患者の開腹術に腹直筋鞘ブロックと腹横筋膜面ブロックが有用であった麻酔経験．麻酔 2013；62：989-91.
61) 野木真一，橋本　篤，岩田香奈子ほか．免疫抑制療法に抵抗性で胃癌切除後に改善した急速進行性間質性肺炎合併 clinically amyopathic dermatomyositis の一例．日臨免疫会誌 2012；35：188-93.
62) Luu X, Leonard S, Joseph KA. Dermatomyositis presenting as a paraneoplastic syndrome with resolution of symptoms following surgical management of underlying breast malignancy. J Surg Case Rep 2015；7：1-5.
63) 藤田　雄，平野　聡，米嶋康臣ほか．皮膚筋炎に生じた非小細胞肺癌に対する加療中に急性増悪した間質性肺炎の 1 例〜本邦報告例の臨床的検討〜．日呼吸会誌 2011；49：108-15.
64) 高橋英吾，権田浩也，西條広起ほか．難治性気胸を合併した皮膚筋炎の1例．慈恵医大誌 2009；124：159-67.
65) 大久保道子．皮膚筋炎・多発性筋炎に合併する心筋炎の臨床像と予後に与える影響．聖マリアンナ医大誌 2002；30：337-45.
66) Zhang L, Wang GC, Ma L, et al. Cardiac involvement in adult polymyositis or dermatomyositis：a systematic review. Clin Cardiol 2012；35：686-91.
67) Kendigelen P, Tutuncu AC, Ashyralyyeva G, et al. Sugammadex usage in a patient with dermatomyositis. J Clin Anesth 2015；27：438-9.
68) 仁田原慶一，青木　正，青山康彦ほか．術前より高熱を呈していた悪性組織球症患者の麻酔経験．日臨麻会誌 1992；12：99-102.
69) Martínez-Casas I, Sancho JJ, Nve E, et al. Preoperative risk factors for mortality after relaparotomy：analysis of 254 patients. Langenbecks Arch Surg 2010；395：527-34.
70) Chubb EA, Maloney D, Farley-Hills E. Tumour lysis syndrome：an unusual presentation. Anaesthesia 2010；65：1031-3.
71) Zhang GF, Duan ML, Zhou ZQ, et al. Intraoperative tumor lysis-induced fatal hyperkalemia. J Anesth 2012；26：945-6.
72) Farley-Hills E, Byrne AJ, Brennan L, et al. Tumour lysis syndrome during anaesthesia. Paediatr Anaesth 2001；11：233-6.
73) Lee MH, Cheng KI, Jang RC, et al. Tumour lysis syndrome developing during an operation. Anaesthesia 2007；62：85-7.
74) Sinha R, Bose S, Subramaniam R. Tumor lysis under anesthesia in a child. Acta Anaesthesiol Scand 2009；53：131-3.

（野口　智子）

7 術後鎮痛の影響

はじめに

予防医学や治療方法が発展した現在の状況下でもがんは死亡率、疾病率の主要な要因である。多くの固体腫瘍では根治的摘出術や腫瘍減量術が治療の中心であるが、化学療法や放射線治療の進歩により、担がん患者やがんを乗り越えた患者に対する慢性痛治療など、麻酔科医ががん患者の治療に向き合う機会が増加しつつある。Hiller らは、「腫瘍の増殖と播種を防ぎ、術後患者の予後向上を目指し、エビデンスに基づくがん患者のための麻酔を模索する」臨床および研究の新しい分野を"腫瘍麻酔"と呼称している[1]。

固形悪性腫瘍の多くは外科的摘出術が選択され、その転移や局所再発は生命予後に影響する重要な問題である。手術操作自体が腫瘍細胞を拡散させ、間接的に血管新生阻害因子や免疫活性の抑制および腫瘍増殖因子を増加することが知られており、さらに"全身麻酔"や、"輸血""低体温"および"モルヒネを中心としたオピオイド"などの周術期に不可欠な治療の中にも、腫瘍細胞や細胞性免疫能に影響を及ぼすことにより免疫活性を低下させ予後を悪化させることが示唆されている[1,2]。

オピオイドは現状において術後鎮痛に用いられる所定の鎮痛薬であり、さらにがん患者の慢性痛や急性痛に対する治療の中核である。しかし過去の研究によりオピオイドには免疫調節機能を変化させ腫瘍の増殖と転移を促進する可能性が示されてきた。オピオイドによる免疫抑制は液性免疫と細胞性免疫の両方に影響を及ぼし、natural killer（NK）細胞の活性低下、T細胞の増殖抑制、抗体の産生、貪食機能および炎症性サイトカイン産生の抑制、また白血球の走化性を低下[3]させ、さらに中枢神経のμ受容体を活性化して視床下部-下垂体-副腎系の刺激によりコルチゾールの産生を促すことが免疫能を抑制する機序とされるが、不明な点も多い[4]。μ受容体を介する腫瘍細胞への直接的な作用も腫瘍増殖のメカニズムとして有力であり、in vitro では拮抗薬投与により増殖が抑制される[2]。

周術期の早期機能回復を目指した術後管理プログラム、術後鎮痛のオピオイド使用はエビデンスに基づいて減量する方向に進んでいる[5,6]。オピオイドによる呼吸抑制、悪心・嘔吐、眩暈、尿閉などの副作用を避けることは、腸管運動の亢進による早期離床の概念の延長線上にもまた生存率や再発率の改善が存在するので"腫瘍麻酔"の概念と一致する。

局所麻酔や神経幹麻酔による求心路遮断は、手術侵襲による中枢への刺激伝達を遮断し内分泌系を介するストレス反応を抑制するので、強力な鎮痛と術後早期離床を促進する。さらにオピオイド使用の減少と曝露期間の軽減により、免疫抑制による弊害が少なくなることが示唆される[7〜9]。Exadaktylos ら[10]は、乳がん手術における胸部傍脊椎神経ブロック併用群が全身麻酔と術後モルヒネ iv-PCA による麻酔管理を行った群に比べ再発率が 1/4 まで低下した結果を示した。また前立腺がん手術患者を対象とした後ろ向き研究でも硬膜外ブロック併用群で同様に予後の改善を認めている[11]。

総括すると悪性腫瘍患者の長期予後や再発の予防を踏まえた術後疼痛管理には、現在明らかなエビデンスが存在しない。したがってすでにエビデンスが予見されている局所麻酔や神経ブロックによる求心路遮断および非ステロイド性消炎鎮痛薬などを併用した新しい基軸の鎮痛の

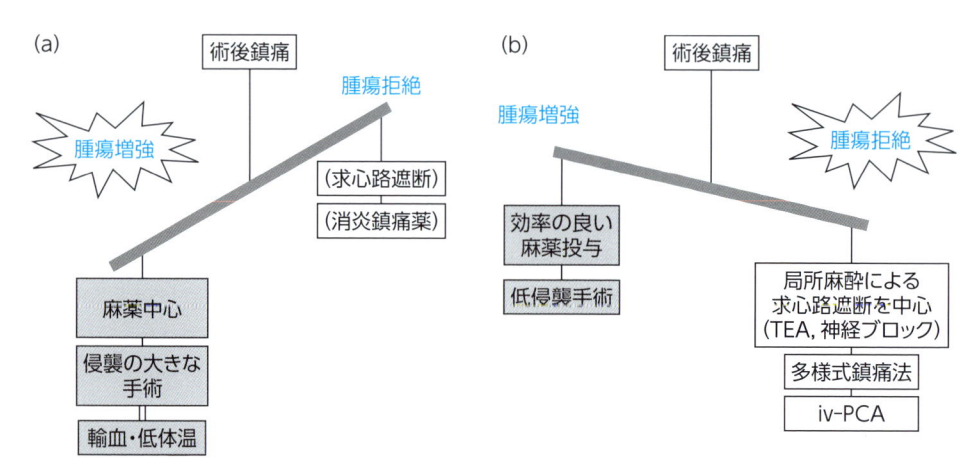

図1 腫瘍免疫における術後鎮痛法のバランス
(a) 従来の鎮痛はオピオイド（モルヒネ）を中心に施行されることが多く，さらに手術侵襲が大きいため輸血や低体温の頻度も高く，腫瘍促進方向のバランスとなる．
(b) 局所麻酔（硬膜外ブロック，末梢神経ブロックなど）を中心に鎮痛法を構成する多様式鎮痛法（multimodal analgesia）やiv-PCAによりオピオイドを減量により腫瘍を拒絶する方向に改新する．

概念を意識する必要がある（図1）。

A 古典的術後鎮痛法

1）非ステロイド性消炎鎮痛薬（NSAIDs）、COX-2阻害薬

手術で生じた組織損傷や生理的刺激による局所の炎症反応は、ホスホリパーゼA_2活性化により細胞膜のリン脂質からアラキドン酸を遊離する。さらにシクロオキシゲナーゼ（COX）を介するアラキドン酸カスケードによってプロスタグランジン（PG）が生成され自発痛や疼痛閾値の低下を引き起こす。NSAIDsの鎮痛機序はこのCOX阻害であると考えられている。さらに同酵素にはCOX-1とCOX-2の2つのアイソザイムが存在し、COX-1が恒常的に生体に備わって血小板凝集作用やPGE_2、PGI_2により血流を維持して胃粘膜保護に働くのに対して、COX-2は成長因子、サイトカイン、エンドトキシンによる刺激でマクロファージ、線維芽細胞、滑膜細胞などから発現が誘導されPGを大量に合成する。

近年、COX-2やPGE_2が主要ながん促進因子であることからNSAIDsによる潜在的な抗がん作用が注目されている[12]。この鍵となるCOX-2の動向は、進行がんにおいてたびたび過剰で無秩序な発現を示し、骨髄転移を含む転移の過程や腫瘍細胞の遊走性などに関与することが示唆されている。例えば、何種類かのがんについてCOX-2発現と予後との相関を比較したいくつかの研究では、COX-2発現は転移や予後不良および生存率低下の指標であることや、COX阻害薬の使用により死亡率が低下するなどが示されている[13〜17]。

またNSAIDsによるCOX-2を介する抗腫瘍作用のメカニズムは、①腫瘍細胞の突然変異や増殖を直接的に抑制[18,19]、②NK細胞による抗腫瘍効果の増強[20]、③アポトーシス促進による原発腫瘍成長と転移を予防[18,19〜21]、④血管新生因子の減少による腫瘍の血管密度を低下[22〜24]などが示唆されている。

総合するとNSAIDs、COX-2阻害薬は、腫瘍免疫の観点からすれば術前からの予防的投与に続いて術中〜術後の積極的使用が望ましいであろう。しかしながら本邦で静注可能な消炎鎮痛薬には保険適応の問題から制限があるので、周

術期の患者へ抗腫瘍作用を目的とした治療はいまだ一般的でない。

2）アセトアミノフェン

アセトアミノフェンの作用機序にはさまざまな説が存在する。例えば解熱効果はCOX阻害作用に依存しない。しかし主な鎮痛機序はアラキドン酸カスケードにおけるPCG$_2$からPGH$_2$を産生するCOX阻害が主な鎮痛機序と考えられ[25]、鎮痛効果はNSAIDsや選択的COX-2阻害薬に匹敵する[26]。したがってNSAIDsやCOX-2阻害薬と同様にPG合成阻害を介する上述の抗腫瘍作用が予想されるが現状で報告は認めない。近年、アセトアミノフェン注射液（アセリオ®）が使用可能となり術後鎮痛での選択肢が広がっている。モルヒネ使用量を軽減して腫瘍リスクを軽減する一方、長期投与下での肝障害の出現に注意を要する。

3）ブプレノルフィン

ブプレノルフィンは、μ受容体の部分作動薬でありκ受容体の拮抗作用も有するので部分作動性オピオイドに分類される。モルヒネの25～50倍の鎮痛効果があり、μ受容体への親和性が強く、緩徐な効果発現と長時間作用性を特徴とする。6時間以上の持続時間が得られ注射剤と坐剤として術後使用されている。μ受容体への親和性を認めるがモルヒネと異なり、免疫抑制作用を認めない[27～29]。数日間の持続投与でも同様の結果であり、患者への実際の使用においても免疫系への関与は乏しいと予想される。モルヒネと異なるブプレノルフィンのメカニズムは内分泌系へ作用せず、視床下部-下垂体-副腎系を介するステロイドの分泌による免疫系への影響はないということが示唆されている。さらにκ受容体は免疫抑制に作用し、その拮抗薬であるブプレノルフィンはμ受容体による免疫抑制作用が相殺されている可能性もある[29]。

4）トラマドール

トラマドールの主な薬理作用はヌルアドレナリンおよびセロトニンの再取り込阻害作用であり、代謝産物であるO-desmethyltramadol（M1）はμ受容体に対する親和性が高い。したがって鎮痛作用はモルヒネの1/5倍とされている。トラマドールも代謝産物がμ受容体へ作用するが、モルヒネと免疫活性への影響が異なりNK細胞活性とリンパ球の増殖を促す[30,31]。

5）ペンタゾシン

ペンタゾシンはモルヒネに類似した構造を有するκ受容体作動薬であるが、μ受容体に対しては拮抗あるいは部分作動薬として作用する。モルヒネの1/3～1/5倍の鎮痛効果を有する。ペンタゾシンの免疫系への影響はκ受容体作動薬であることからNK細胞の活性低下と抗体産生機能を抑制することが示唆される[32,33]。

古典的鎮痛法の腫瘍免疫への関与を表1にまとめた。

B　iv-PCA

iv-PCAは患者が痛みを感じたときに患者自身の判断でデバイスを操作して静脈経路から一定の鎮痛薬を投与する方法である[34,35]。古典的術後鎮痛法に比べ、患者が痛み止めを得るまでの時間が著しく短縮する。さらにiv-PCAによる鎮痛薬の血中濃度は少量の鎮痛薬を頻回に投与することで、必要な鎮痛を得るための最小血中濃度（minimum effective analgesic concentration：MEAC）が維持され、痛みが除去されない状況での最大血中濃度（maximum concentration with severe pain：MCP）と近い値を示す。したがって痛みが出現した際は、血中濃度は

表1 古典的〜簡便な鎮痛薬による腫瘍免疫への影響

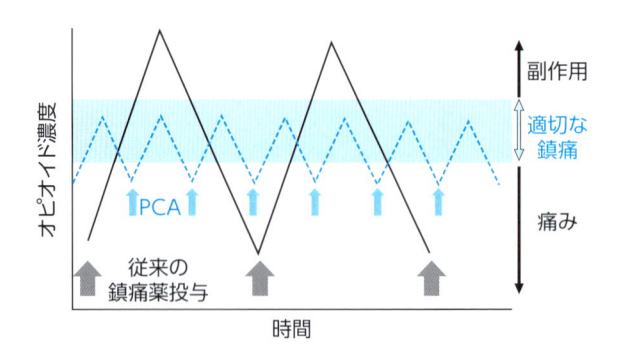

薬 剤	作用部位・機序	腫瘍免疫への関与	その他
NSAIDs COX-2 阻害薬 （ジクロフェナク，ロピオンなど）	アラキドン酸カスケード シクロオキシゲナーゼ抑制 （COX-2 抑制）	NK 活性増加 腫瘍の増殖抑制 アポトーシス促進	PG 合成阻害
アセトアミノフェン （アセリオ，アンヒバ坐薬）	アラキドン酸カスケード PGG2⇒PGH2 へ変換する COX を阻害	PG 産生抑制あり 抗腫瘍作用？	鎮痛機序は複数あり
ブプレノルフィン （レペタン）	μ-パーシャルアゴニスト κ-アンタゴニスト	影響なし	
トラマドール （トラマール）	代謝産物が μ-レセプター に親和性高い	NK 細胞活性増加 リンパ球増加	PONV 少ない
ペンタゾシン （ソセゴンなど）	μ-パーシャルアゴニスト/ アンタゴニスト κ-アゴニスト	NK 細胞活性低下 抗体産生減少	

図2 iv-PCA における鎮痛薬の血中濃度推移の概念

少量の鎮痛薬を頻回に使用すると鎮痛に必要な最小血中濃度が維持される．一方，単回投与では，急激な血中濃度の上昇により副作用に注意が必要である．
(Grass JA. Patient-controlled analgesia. Anesth Analg 2005；101：S44-61 より引用)

MCP 付近と推定され少量の投与で容易に MEAC に到達する（図2）[35,36]。さらに鎮痛薬の急激な血中濃度上昇を避けるので副作用や有害事象の頻度と鎮痛薬の使用量を減少させる。

iv-PCA で使用する鎮痛薬は、①効果の発現が迅速で強力、②適切な作用時間、③副作用が少ない、などの条件が必要であり本邦ではモルヒネやフェンタニルが頻回に使用される。いずれも μ 受容体の純粋な作動薬で、鎮痛効果が強力かつ持続時間が中等度なのでMEACの維持が容易である[35]。治療期間、投与量、持続量などは手術侵襲に応じるが、開胸手術や上腹部開腹手術では 4〜7 日間継続し良好な鎮痛（VAS＜30）が示されている[35]。

モルヒネやフェンタニルを中心とした iv-PCA は、オピオイド（または拮抗性オピオイド）による免疫機能への影響[37]について注意を払う必要がある。オピオイドによる免疫調節作用は用量依存性であるが[7,38]、オピオイドの種類に応じて特異的である[27]。例えばモルヒネと逆にフェンタニルによる NK 細胞活性増強を示す研究も報告されている[39,40]。さらに、多くの研究が短時間の急性期反応の観察であるが、いくつかの in vivo 研究ではオピオイドの免疫機能

調節に耐性が出現することを示した[29,41]。モルヒネによる免疫反応の耐性は鎮痛の耐性と同時に出現するが[41]、フェンタニルの場合は急性期にすべての免疫応答が抑制され、数日後にまずNK細胞活性低下が解除されて段階的に免疫反応への耐性が出現する[29]。また免疫反応への耐性と鎮痛の耐性は関連しなかった。

したがって持続投与やiv-PCA施行のような慢性的なオピオイド曝露による免疫系への影響はいまだ明確でない。

以上から、がん患者に対する術後iv-PCAの施行の際は、それぞれのオピオイドによる免疫系への関与とその特性を考慮して薬物を選択する必要がある。

C 区域麻酔による鎮痛法

大きな手術侵襲を伴う手術であるほど細胞性免疫能を抑制し、特にNK細胞の抑制は術中・術後に生じる微小転移巣の形成に重大な影響を与える[42]。近年、術後鎮痛による疾病の再発や生存率への影響について関心が高まっている[10,11,43～46]。術後鎮痛の大きな柱はオピオイドと局所麻酔であり、局所麻酔による鎮痛はオピオイドと異なり免疫能を維持～賦活する方向に作用する。具体的に直接および間接的に免疫能に影響を及ぼし、そのメカニズムは、①求心路遮断により神経内分泌ストレス反応を制御し、手術侵襲による免疫応答への介入を抑制、②局所麻酔薬が直接に多核顆粒球機能を賦活化[47,48]による。さらに持続局所麻酔ブロック併用によるオピオイド減量は、間接的に免疫機能保持に働いている。したがって"腫瘍麻酔"の観点から硬膜外ブロックや末梢神経ブロックなど区域麻酔を積極的に併用した術後鎮痛が予後とがんの再発防止に良い影響を与える。いくつかの観察研究で区域麻酔と再発率低下の関連性が示唆[10,11]されているが、まだ賛否の分かれるところである。今後この領域での大規模他施設間での前向き研究を期待する。

1 胸部硬膜外ブロック（TEA）

がん患者の受ける手術の多くは開腹、開胸手術であり、持続胸部硬膜外ブロック（以下、TEA）が術後鎮痛法として最もポピュラーであった。しかし近年、各科の手術で腹腔鏡または胸腔鏡による低侵襲の術式が普及したことで術後痛の強度は減少し鎮痛手段もTEAから末梢神経ブロックやiv-PCAを中心としたmultimodal analgesiaへ変化しつつある。その背景にはiv-PCAデバイスの開発と、この10年間の超音波ガイド下末梢神経ブロック法の普及が存在し、今後も新しい技術の出現によって変遷すると予想される。

例えばDayら[49]の腹腔鏡下大腸手術を対象に行った研究では、硬膜外ブロックを含む局所麻酔を併用した患者群での予後や再発率について他群に優位性を認めない。このことは腹腔鏡手術が開腹手術に比べ免疫抑制が少ないため、他の研究のような局所麻酔の併用による免疫能に優劣が出なかったと考えられる。さらにFogetら[50]が述べたように術後のNK細胞活性が低下する時期（術後数時間～数日後）は長期間経てからの転移や再発に影響を与える重要な期間であり、局所麻酔や手術の低侵襲化は、その強度の減弱と持続期間の短縮が予想される。

TEAは脊髄損傷や硬膜外血腫・膿瘍など重大な合併症をも起こしうる。さらに周術期に抗凝固療法を行う機会も増加しておりTEAの選択に制限が増えている。われわれの施設では開胸手術や上腹部開腹手術などメリットがリスクを上回る症例を適応に慎重に運用している。

2 胸部傍脊椎神経ブロック (TPVB)

胸部傍脊椎神経ブロック (TPVB) は CTEA の代替え手段として最も有望である。傍脊椎腔（椎体側面、上肋横突靱帯〜肋骨および壁側胸膜に囲まれる楔状のスペース）内の脊髄神経（前肢と後肢）が目標であり、体性神経と内臓神経の両方を遮断する。脊椎変形や肥満によって硬膜外穿刺困難な患者でも超音波ガイドや透視下にブロック可能である。TEA に比べて作用が強力で、①単回使用における効果時間が長い、②片側のみの遮断：呼吸機能や交感神経遮断による循環への影響が少ない、③持続ブロックでも尿閉や歩行障害、便秘を来しにくいなどの利点がある。Davies ら[51]が 10 の RCT を用いて TPVB と TEA を比較したメタアナリシスでは、鎮痛効果においてほぼ同等の結果が得られ、さらに低血圧、悪心・嘔吐などの合併症のリスクが低い。また傍脊椎腔は血流が少なく局所麻酔薬の吸収が遅いため、鎮痛効果が強く持続時間も長いとされている。したがって 1 神経分節あたりの侵襲遮断効果が強いと考えられる。

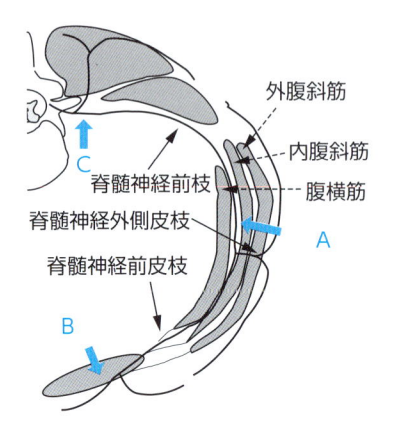

図3 体幹部末梢神経ブロックの遮断部位概念図

A：TAP ブロックは、外側皮神経を含む腹壁全体の体性神経遮断が得られる。
B：腹直筋鞘ブロックは、脊髄神経前皮枝のみ遮断し、正中部周辺の効果が得られる。
C：胸部傍脊椎腔（TPVB）またはその近傍でのブロック（後方 TAP ブロック、腰方形筋ブロックなど）では、交感神経遮断による内臓痛への効果が得られる。

3 腹壁での末梢神経ブロック ―TAPB、RSB など―

腹横筋膜面ブロック (TAPB)、腹直筋鞘ブロック (RSB) は、腹壁を走行する脊髄神経に対する末梢神経ブロックであり、TAPB は、腹横筋と内腹斜筋間の脊髄神経前枝を、RSB は腹直筋と後鞘間の脊髄神経前皮枝を目標に局所麻酔薬を注入し、体性痛を遮断する（図3）。開腹手術や腹腔鏡手術の創部範囲に応じてブロックを施行し、さらに内臓痛に対するオピオイド投与などが必要である。術後痛に対する持続カテーテルを用いた RSB や TAPB が報告されているが[52,53]、効果の確実性、局所麻酔薬中毒への懸念から普及に至っていない。したがって単回投与による数時間の効果で疼痛や免疫反応への影響が軽減する、侵襲度の低い腹腔鏡手術や小切開手術への施行が適切である。

体幹部手術（胸部、腹部）で施行する区域麻酔の特長を表2にまとめた。

D Multimodal analgesia

多様式鎮痛法 (multimodal analgesia) は[54]、異なる鎮痛法（ボーラスによるオピオイド投与、iv-PCA、胸部硬膜外ブロック、末梢神経ブロック、NSAIDs、アセトアミノフェンなど）を組み合わせることにより、単独の鎮痛法で対処した場合に生じる副作用を減らし、複数の作用機序による相加・相乗作用により適切な鎮痛を得る方法である。鎮痛法の選択や使用薬物は手術と患者の状態に合わせて選択する。例えば、腹腔鏡手術ではオピオイドを使用した iv-PCA と皮膚切開部位（臍部などポート部位）に TAPB や RSB など末梢神経ブロックを併用することで、

表2 体幹部手術に施行する区域麻酔の比較

ブロック	鎮痛作用	遮断範囲/神経	持続ブロック	オピオイドの減量効果	手技	合併症 その他
胸部硬膜外ブロック(TEA)	中〜強	広範囲 多分節の遮断 両側 内臓痛遮断(+)	広範囲の遮断が可能	効果大 無使用も可	容易	硬膜外血腫 低血圧・尿閉 筋力低下
胸部傍脊椎神経ブロック(TPVB)	強力	広範囲 複数の分節遮断 片側 内臓痛遮断(+)	可能 持続投与がTEAより大	効果大 単回ブロックではiv-PCA併用	やや難しい 要習練	気胸 縦隔血腫
腹壁の末梢神経ブロック(TAPブロック RSBなど)	中	狭い 広範囲の手術は複数のブロック穿刺手技が必要 内臓痛遮断(−)	効果が不安定 一般に普及していない	効果あり iv-PCA併用	超音波ガイド下法で容易	薬液使用量が多く局所麻酔薬中毒に注意

表3 体幹部手術の区域麻酔を中心とした多様式鎮痛法

手術など	中心となる区域麻酔	局所麻酔薬	併用する鎮痛法・鎮痛薬
開胸手術 上腹部開腹手術	持続TEA 持続TPVB	0.2%ロピバカインなど長時間作用薬	①持続TEAまたはTPVBの薬液にオピオイド混注 ②NSAIDs, アセトアミノフェン
TEAが適応外の上記手術 胸腔鏡下手術	単回TPVB 単回ICB 持続ICB 局所麻酔薬胸膜内注入	0.3〜0.5%ロピバカイン 1%リドカイン	①iv-PCA モルヒネ, フェンタニル, ケタミン ②NSAIDs, アセトアミノフェン
下腹部開腹手術	単回TAPB 単回RSB 創部局所麻酔薬持続浸潤	0.3〜0.5%ロピバカイン 0.2%ロピバカイン	①iv-PCA モルヒネ, フェンタニル, ケタミン ②NSAIDs, アセトアミノフェン
腹腔鏡下手術	単回TAPB 単回RSB 腹腔内局所麻酔薬散布	0.3〜0.5%ロピバカイン 0.2%ロピバカイン	①iv-PCA モルヒネ, フェンタニル, ケタミン ②NSAIDs, アセトアミノフェン

TEA：胸部硬膜外ブロック，TPVB：胸部傍脊椎神経ブロック，TAPB：腹横筋膜面ブロック，RSB：腹直筋鞘ブロック

iv-PCAにより防ぐことが難しい体動時痛（体性痛）に対応しうる。主な悪性腫瘍手術後の多様式鎮痛法の組み合わせを表3に示す。

しかるに腫瘍免疫の観点では、各種薬物や鎮痛法の免疫機能への相互作用は解明されていない。したがって注意すべき点としては、①オピオイドの過剰な使用を避けることで容量依存性のオピオイドの免疫抑制を避ける、②局所麻酔（神経幹ブロック、末梢神経ブロック）を積極的に使用し、求心路遮断によるストレス反応を介する免疫抑制とオピオイド使用減量を図る、③低侵襲の手術を選択、などが挙げられる。

A〜Cの項で取り上げられていない鎮痛補助薬による腫瘍免疫への影響を以下に示す。

1) ケタミン

NMDA受容体非競合拮抗薬であり興奮の伝達を抑制する機序による体性痛を抑制する。さらにオピオイドの耐性形成を抑制する。ラットに注入された腫瘍細胞への各静脈麻酔薬による影響を調査した研究では、ケタミンに曝露され

た群では肺剖検で確認された腫瘍細胞数はベースラインの 5.5 倍に増加し、さらに NK 細胞活性が著しく減少した[55]。

一方で、Foget ら[56]の研究では、非手術ラットでケタミンによる NK 細胞活性の低下を認めたが手術ラットにおける肺転移数は減少した。

2) リドカイン

炎症部位や神経損傷部位では神経細胞膜上のナトリウムチャネル発現により神経細胞の過剰興奮・易興奮性が生じる。リドカインの全身投与により損傷領域の感作された神経線維を安定化させる[34]。周術期のリドカインの静脈内投与に関するメタ解析では、腹部手術後の安静時・体動時痛の軽減、オピオイド投与量の減少、消化管機能回復の促進により入院期間の短縮などの有効性を示している[57]。ただし局所麻酔薬中毒の発生に注意が必要である

局所麻酔薬は一般に *in vitro* で腫瘍細胞の増殖活性を抑え細胞毒性に作用する[58,59]。例えばリドカインは表皮成長因子（epidermal growth factor：EGF）レセプターを直接抑制し、腫瘍の増殖を抑える[59]。ロピバカインも他の局所麻酔薬同様[60]に抗腫瘍作用を有するのでリドカインの静脈内投与だけでなく持続神経ブロックでの鎮痛に伴う副次的な抗腫瘍作用を有するかもしれない。

【文 献】

1) Hiller J, Brodner G, Gottschalk A. Understanding clinical strategies that may impact tumour growth and metastatic spread at the time of cancer surgery. Best Pract Res Clin Anaesthesiol 2013；27：427-39.
2) Ash SA, Buggy DJ. Does regional anaesthesia and analgesia or opioid analgesia influence recurrence after primary cancer surgery? An update of available evidence. Best Pract Res Clin Anaesthesiol 2013；27：441-56.
3) Odunayo A, Dodam JR, Kerl ME, et al. Immunomodulatory effects of opioids. J Vet Emerg Crit Care 2010；20：376-85.
4) Sternberg EM. Neural regulation of innate immunity：a coordinated nonspecific host response to pathogens. Nat Rev Immunol 2006；6：318-28.
5) Kehlet H. Multimodal approach to control postoperative pathophysiology and rehabilitation. Br J Anaesth 1997；78：606-17.
6) Gustafsson UO, Scott MJ, Schwenk W, et al. Enhanced Recovery After Surgery Society. Guidelines for perioperative care in elective colonic surgery：Enhanced Recovery After Surgery (ERAS®) Society recommendations. Clin Nutr 2012；31：783-800.
7) Beilin B, Shavit Y, Hart J, et al. Effects of anesthesia based on large versus small doses of fentanyl on natural killer cell cytotoxicity in the perioperative period. Anesth Analg 1996；82：492-7.
8) Yeager MP, Colacchio TA, Yu CT, et al. Morphine inhibits spontaneous and cytokine-enhanced natural killer cell cytotoxicity in volunteers. Anesthesiology 1995；83：500-8.
9) O'Riain SC, Buggy DJ, Kerin MJ, et al. Inhibition of the stress response to breast cancer surgery by regional anesthesia and analgesia does not affect vascular endothelial growth factor and prostaglandin E_2. Anesth Analg 2005；100：244-9.
10) Exadaktylos AK, Buggy DJ, Moriarty DC, Mascha E, Sessler DI. Can anesthetic technique for primary breast cancer surgery affect recurrence or metastasis? Anesthesiology 2006；4：660-4.
11) Biki B, Mascha E, Moriarty DC, et al. Anesthetic technique for radical prostatectomy surgery affects cancer recurrence：a retrospective analysis. Anesthesiology 2008；109：180-7.
12) Hussain M, Javeed A, Ashraf M, et al. Non-steroidal anti-inflammatory drugs, tumour immunity and immunotherapy. Pharmacol Res 2012；66：7-18.
13) Brand L, Munding J, Pox CP, et al. β-catenin, Cox-2 and p53 immunostaining in colorectal adenomas to predict recurrence after endoscopic polypectomy. Int J Colorectal Dis 2013；28：1091-8.
14) Lee JY, Myung SK, Song YS. Prognostic role of cyclooxygenase-2 in epithelial ovarian cancer：a meta-analysis of observational studies. Gynecol Oncol 2013；129：613-9.
15) Chen YF, Luo RZ, Li Y, et al. High expression levels

of COX-2 and P300 are associated with unfavorable survival in laryngeal squamous cell carcinoma. Eur Arch Otorhinolaryngol 2013 ; 270 : 1009-17.
16) Ke HL, Tu HP, Lin HH, et al. Cyclooxygenase-2（COX-2）up-regulation is a prognostic marker for poor clinical outcome of upper tract urothelial cancer. Anticancer Res 2012 ; 32 : 4111-6.
17) Al-Maghrabi J, Buhmeida A, Emam E, et al. Cyclooxygenase-2 expression as a predictor of outcome in colorectal carcinoma. World J Gastroenterol 2012 ; 18 : 1793-9.
18) Roche-Nagle G, Connolly EM, Eng M, et al. Antimetastatic activity of a cyclooxygenase-2 inhibitor. Br J Cancer 2004 ; 91 : 359-65.
19) Sinicrope FA, Gill S. Role of cyclooxygenase-2 in colorectal cancer. Cancer Metastasis Rev 2004 ; 23 : 63-75.
20) Forget P, Coulie PG, Retsky M, et al. Is there a rationale for an anesthesiologist's role against cancer recurrence? Acta Anaesthesiol Belg 2013 ; 64 : 15-24.
21) Kern MA, Haugg AM, Koch AF, et al. Cyclooxygenase-2 inhibition induces apoptosis signaling via death receptors and mitochondria in hepatocellular carcinoma. Cancer Res 2006 ; 66 : 7059-66.
22) Wei D, Wang L, He Y, et al. Celecoxib inhibits vascular endothelial growth factor expression in and reduces angiogenesis and metastasis of human pancreatic cancer via suppression of Sp1 transcription factor activity. Cancer Res 2004 ; 64 : 2030-8.
23) Jones MK, Wang H, Peskar BM, et al. Inhibition of angiogenesis by nonsteroidal anti-inflammatory drugs : insight into mechanisms and implications for cancer growth and ulcer healing. Nat Med 1999 ; 5 : 1418-23.
24) Rozic JG, Chakraborty C, Lala PK. Cyclooxygenase inhibitors retard murine mammary tumor progression by reducing tumor cell migration, invasiveness and angiogenesis. Int J Cancer 2001 ; 93 : 497-506.
25) Botting RM. Mechanism of action of acetaminophen : is there a cyclooxygenase 3? Clin Infect Dis 2000 ; 31（suppl 5）: S202-10.
26) Hinz B, Cheremina O, Brune K. Acetaminophen（paracetamol）is a selective cyclooxigenase-2 inhibitor in man. FASEB J 2008 ; 22 : 383-90.
27) Gomez-Flores R, Weber RJ. Differential effects of buprenorphine and morphine on immune and neuroendocrine functions following acute administration in the rat mesencephalon periaqueductal gray. Immunopharmacology 2000 ; 48 : 145-56.
28) D'Elia M, Patenaude J, Hamelin C, et al. No detrimental effect from chronic exposure to buprenorphine on corticosteroid-binding globulin and corticosensitive immune parameters. Clin Immunol 2003 ; 109 : 179-87.
29) Martucci C, Panerai AE, Sacerdote P. Chronic fentanyl or buprenorphine infusion in the mouse : similar analgesic profile but different effects on immune responses. Pain 2004 ; 110 : 385-92.
30) Sacerdote P, Bianchi M, Manfredi B, et al. Effects of tramadol on immune responses and nociceptive thresholds in mice. Pain 1997 ; 72 : 325-30.
31) Tsai YC, Won SJ. Effects of tramadol on T lymphocyte proliferation and natural killer cell activity in rats with sciatic constriction injury. Pain 2001 ; 92 : 63-9.
32) Alicea C, Belkowski S, Eisenstein TK, et al. Inhibition of primary murine macrophage cytokine production in vitro following treatment with the kappa-opioid agonist U50,488H. J Neuroimmunol 1996 ; 64 : 83-90.
33) Gavériaux-Ruff C, Simonin F, Filliol D, et al. Enhanced humoral response in kappa-opioid receptor knockout mice. J Neuroimmunol 2003 ; 134 : 72-81.
34) 川真田樹人．PCAによる手術後鎮痛．川真田樹人編．痛みのScience & Practiceシリーズ 手術後鎮痛のすべて．東京：文光堂；2013．p.100-9．
35) PCA患者自己調節鎮痛法．山蔭道明監．山内正憲編．東京：克誠堂出版；2011．
36) Grass JA. Patient-controlled analgesia. Anesth Analg 2005 ; 101 : S44-61.
37) Odunayo A, Dodam JR, Kerl ME, et al. Immunomodulatory effects of opioids. J Vet Emerg Crit Care 2010 ; 20 : 376-85.
38) Yardeni IZ, Beilin B, Mayburd E, et al. Relationship between fentanyl dosage and immune function in the postoperative period. J Opioid Manag 2008 ; 4 : 27-33.
39) Yeager MP, Procopio MA, DeLeo JA, et al. Intrave-

nous fentanyl increases natural killer cell cytotoxicity and circulating CD16 (+) lymphocytes in humans. Anesth Analg 2002 ; 94 : 94-9.
40) Jacobs R, Karst M, Scheinichen D, et al. Effects of fentanyl on cellular immune functions in man. Int J Immunopharmacol 1999 ; 21 : 445-54.
41) Limiroli E, Gaspani L, Panerai AE, et al. Differential morphine tolerance development in the modulation of macrophage cytokine production in mice. J Leukoc Biol 2002 ; 72 : 43-8.
42) Ben-Eliyahu S. The promotion of tumor metastasis by surgery and stress : immunological basis and implications for psychoneuroimmunology. Brain Behav Immun 2003 ; 17 (Suppl 1) : S27-36.
43) Gupta A, Björnsson A, Fredriksson M, et al. Reduction in mortality after epidural anaesthesia and analgesia in patients undergoing rectal but not colonic cancer surgery : retrospective analysis of data from 655 patients in Central Sweden. Br J Anaesth 2011 ; 107 : 164-70.
44) Ahlers O, Nachtigall I, Lenze J, et al. Intraoperative thoracic epidural anaesthesia attenuates stress-induced immunosuppression in patients undergoing major abdominal surgery. Br J Anaesth 2008 ; 101 : 781-7.
45) Myles PS, Peyton P, Silbert B, et al. Perioperative epidural analgesia for major abdominal surgery for cancer and recurrence-freesurvival : randomised trial. Br Med J 2011 ; 342 : d1491.
46) Christopherson R, James KE, Tableman M, et al. Long-term survival after colon cancer surgery : a variation associated with choice of anesthesia. Anesth Analg 2008 ; 107 : 325-32.
47) Volk T, Schenk M, Voigt K, et al. Postoperative epidural anesthesia preserves lymphocyte, but not monocyte, immune function after major spine surgery. Anesth Analg 2004 ; 98 : 1086-92.
48) Ahnenkamp K, Herroeder S, Hollmann MW. Regional anaesthesia, local anaesthetics and the surgical stress response. Best Pract Res Clin Anaesthesiol 2004 ; 18 : 509-27.
49) Day A, Smith R, Jourdan I, et al. Retrospective analysis of the effect of postoperative analgesia on survival in patients after laparoscopic resection of colorectal cancer. Br J Anaesth 2012 ; 109 : 185-90.

50) Forget P, Vandenhende J, Berliere M, et al. Do intraoperative analgesics influence breast cancer recurrence after mastectomy? A retrospective analysis. Anesth Analg 2010 ; 110 : 1630-5.
51) Davies RG, Myles PS, Graham JM. A comparison of the analgesic efficacy and side-effects of paravertebral vs epidural blockade for thoracotomy--a systematic review and meta-analysis of randomized trials. Br J Anaesth 2006 ; 96 : 418-26.
52) Tsui BC, Green JS, Ip VH. Ultrasound-guided rectus sheath catheter placement. Anaesthesia 2014 ; 69 : 1174-5.
53) Shido A, Imamachi N, Doi K, et al. Continuous local anesthetic infusion through ultrasound-guided rectus sheath catheters. Can J Anaesth 2010 ; 57 : 1046-7.
54) Wu CL, Raja SN. Treatment of acute postoperative pain. Lancet 2011 : 25 ; 377 : 2215-25.
55) Melamed R, Bar-Yosef S, Shakhar G, et al. Suppression of natural killer cell activity and promotion of tumor metastasis by ketamine, thiopental, and halothane, but not by propofol : mediating mechanisms and prophylactic measures. Anesth Analg 2003 ; 97 : 1331-9.
56) Forget P, Collet V, Lavand'homme P, et al. Does analgesia and condition influence immunity after surgery? Effects of fentanyl, ketamine and clonidine on natural killer activity at different ages. Eur J Anaesthesiol 2010 ; 27 : 233-40.
57) Vigneault L, Turgeon AF, Côté D, et al. Perioperative intravenous lidocaine infusion for postoperative pain control : a meta-analysis of randomized controlled trials. Can J Anaesth 2011 ; 58 : 22-37.
58) Sakaguchi M, Kuroda Y, Hirose M. The antiproliferative effect of lidocaine on human tongue cancer cells with inhibition of the activity of epidermal growth factor receptor. Anesth Analg 2006 ; 102 : 1103-7.
59) Mammoto T, Higashiyama S, Mukai M, et al. Infiltration anesthetic lidocaine inhibits cancer cell invasion by modulating ectodomain shedding of heparin-binding epidermal growth factor-like growth factor (HB-EGF). J Cell Physiol 2002 ; 192 : 351-8.
60) Snyder GL, Greenberg S. Effect of anaesthetic technique and other perioperative factors on cancer

recurrence. Br J Anaesth 2010；105：106-15.

〔北山　眞任〕

術後回復能力強化プログラム

はじめに

　手術患者の術後回復を促進する周術期管理方法として"術後回復能力強化プログラム"の概念が各国で提唱され、本邦では2005年に北欧から生まれたERAS®（enhanced recovery after surgery）プロトコールの概念が普及した。術後回復能力強化プログラムとは、「科学的根拠に基づき、多職種チーム医療により実施される周術期を通した集学的リハビリテーションプログラム」である。本章では、悪性腫瘍手術周術期管理における本プログラム導入の目的とその効果について、および実践における留意点と日本版プログラム作成の取り込みについて述べる。

1 目　的

　悪性腫瘍手術において術後回復能力強化プログラムが実施される目的は、周術期管理における患者の安全性を向上させ、合併症発症率の低下と予後の改善を達成することであり、その結果として在院日数の短縮と医療費の削減を実現する。手術侵襲は、炎症性サイトカイン産生亢進によるタンパク異化亢進と免疫能低下を引き起こす。本プログラムの導入による適切な麻酔・鎮痛および代謝栄養管理は、侵襲を可能なかぎり軽減化し、炎症反応抑制[1]と免疫能の維持に貢献する。

2 概　要

1) 本プログラム誕生の歴史的背景

　術後回復能力強化プログラムの概念は、1993年に米国で心臓血管外科手術の術後早期回復を遂行する工夫がfast trackプロトコールと呼ばれたことに始まる[2]。その後、2005年に北欧のグループにより開腹結腸直腸切除術の周術期管理に関してERAS®プロトコールが提唱され[3]、その後南ヨーロッパ、ポルトガルと普及し、英国、オランダ、スペインでは国家戦略として実施されている。

　ERAS®プロトコールが提唱された背景として、北欧における開腹結腸直腸手術後の縫合不全をはじめとした周術期合併症発症率が高く、在院日数が増加して医療費が増大していたことが挙げられる。腹腔鏡下手術の発達に伴い、2005年にBasseらは、待機的結腸切除が予定された患者を開腹切除群と腹腔鏡下切除群に分け、両群とも術後回復能力を強化した集学的リハビリテーションプログラムを用いて同一の周術期管理を行い、機能回復の程度を比較検討した[4]。その結果として両群間に有意差を認めず、術後の回復能力を規定するものは手術手技ではなく、適応されるリハビリテーションプログラムの差異であることを明らかにした。集学的リハビリテーションプログラムはその後も改良が重ねられて、今日のプログラムが誕生した。

2) 中心となる3つの要素

　回復能力強化プログラムの中心となる3つの要素は、①質の高い疼痛管理、②腸管機能の早期回復、③早期離床の促進である。各要素は互いに関連しており、あらゆる角度から工夫を加える多角的な戦略が要求される（図1）。

　腸管機能の早期回復は、胸部硬膜外鎮痛と適切な体液管理、術後早期経口摂取の開始とともに達成される。また早期離床は、良好な鎮痛の

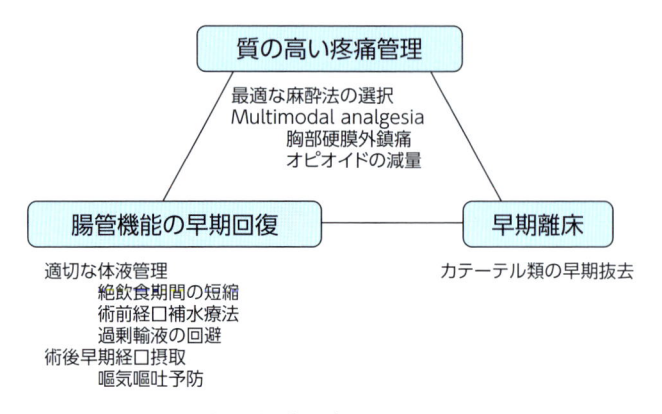

図1 術後回復能力強化プログラムの中心となる3つの要素
各要素は互いに関連しており，多角的戦略により達成される．

提供、カテーテル類の早期抜去、患者の回復意欲の充実がそろって達成され、インスリン抵抗性の軽減、せん妄の発生予防、呼吸機能低下および廃用性筋萎縮を予防して術後合併症発症率を減少させる。胸部硬膜外鎮痛は交感神経刺激遮断作用を有するため、体タンパク質の崩壊を最小限に抑えて術後の体タンパク質合成を促進する。また鎮痛薬の選択として、オピオイドを減量し局所麻酔薬や補助薬中心の鎮痛管理は免疫能の維持にもつながる。

3) 術前脱水症の有害性

従来の長時間絶飲食による術前管理は患者に脱水症を引き起こし、術前脱水症は術後の合併症を増加させる[5,6]。Taniguchi ら[7]は術前輸液と同等の水分・電解質補給効果のある経口補水液を用いて、術2時間前まで安全に水分電解質補給を実施する体液管理法を提案し、術前経口補水療法として本邦で普及した。術前経口補水療法の実施は、術前輸液を廃止することで患者ストレスを軽減し、感染機会を減らすことも可能となった。諸外国に続き、2012年には日本麻酔科学会により術前絶飲食ガイドラインが作成された (表1)。胃排出機能の低下した患者に対しては、各患者の状態に合わせた対応が求められており、糖尿病性神経症を合併している場合は胃排泄遅延のため嘔吐・誤嚥の危険性が増加する可能性が指摘されているため注意が必要である[8]。

表1 本邦における絶飲食ガイドライン

摂取物	術前絶飲時間（時間）
清澄水 （水，茶，果肉を含まない果物ジュース，ミルクを含まないコーヒーなど）	2
母乳	4
人工乳・牛乳 （経腸栄養剤を含む）	6

- 浸透圧や熱量が高い飲料，アミノ酸含有飲料は胃排泄時間が遅くなる可能性があるので注意が必要であり，脂肪含有飲料，食物線維含有飲料，アルコールの使用は推奨されない
- 固形物の摂取については明確な絶食時間を示さない（エビデンスが不十分であり，また固形物の定義が明確でないため）

2012年に日本麻酔科学会により作成され，絶飲時間が明記された〔日本麻酔科学会．術前絶飲食ガイドライン．http://www.anesth.or.jp/guide/pdf/guideline_zetsuinshoku.pdf（2015年11月閲覧）より引用〕

3 悪性腫瘍手術周術期管理への効果

ERAS®とは開腹結腸切除術に対して活用された初めての商標登録としてつけられたプログラム名である。現在ERAS®プロトコールは大手術

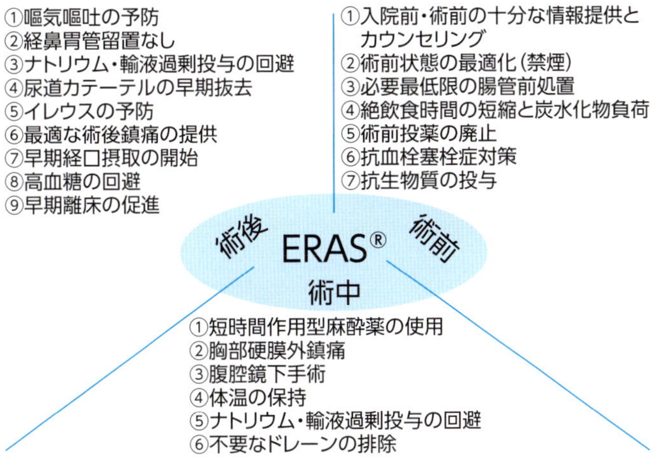

術後
①嘔気嘔吐の予防
②経鼻胃管留置なし
③ナトリウム・輸液過剰投与の回避
④尿道カテーテルの早期抜去
⑤イレウスの予防
⑥最適な術後鎮痛の提供
⑦早期経口摂取の開始
⑧高血糖の回避
⑨早期離床の促進

術前
①入院前・術前の十分な情報提供とカウンセリング
②術前状態の最適化（禁煙）
③必要最低限の腸管前処置
④絶飲食時間の短縮と炭水化物負荷
⑤術前投薬の廃止
⑥抗血栓塞栓症対策
⑦抗生物質の投与

ERAS®

術中
①短時間作用型麻酔薬の使用
②胸部硬膜外鎮痛
③腹腔鏡下手術
④体温の保持
⑤ナトリウム・輸液過剰投与の回避
⑥不要なドレーンの排除

図2　ERAS® プロトコールにおける推奨項目
ERAS® プロトコールにおいて結腸手術におけるエビデンスに基づいた介入項目を示す．
〔ERAS® Society. http://www.erassciety.org/（2015年11月閲覧）より引用〕

から小手術までさまざまな領域に適応が拡大されており，2013年には泌尿器科領域において[9]，また2014年には胃切除術においてガイドラインが示された[10]。

ERAS® プロトコールの推奨項目（図2）を実践することにより術後合併症の減少と在院日数の短縮が達成され，結腸・直腸手術の領域では本プログラムの安全性と有効性に関するエビデンスが確立されている[11]。近年では胃切除術および泌尿器科領域においても本プログラムの安全性および有効性に関する報告が増えてきており[12,13]，今後の発展が期待される。

4│実践における留意点

日本と北欧の医療事情は異なる側面もあるため，ERAS® プロトコールの未熟な理解による誤った導入は，患者に不利益を生じる可能性がある。実践に際しては，以下の点に留意する。

❶ スタッフおよび患者に対する教育の徹底化と目標の共有

各推奨項目は，相互関連の理解なしに単独で認識されてしまうと回復力強化プログラムとして有効に機能しない。医療スタッフおよび患者に対する徹底した教育と相互理解が必要であり，目標を共有することが実施の土台となる。

❷ 患者満足度の重視

ERAS® プロトコールの有効性として示された在院日数の短縮は，患者個々の身体的回復を必ずしも反映するとは限らない。患者の満足度も視野に入れたプログラムの実施を目指す。

❸ 胸部硬膜外鎮痛の適応

胸部硬膜外鎮痛が強く推奨されているのは開腹手術で腸管を操作した手術のみであり，腹腔鏡下手術では硬膜外鎮痛が他の鎮痛法と比較して術後の機能回復を有意に促進する明らかなエビデンスを認めない[14]。周術期における抗凝固療法の普及も考慮し，症例に合わせた最適な鎮痛法を選択する。

5│日本版プログラムの作成

ERAS® が全国的に普及し大きな成果を生む一方で，本邦の医療事情に合わせた，より推進しやすい方策の提唱が必要と考えた日本外科代謝栄養学会では，2011年にESSENSEと称するプロジェクトを立ち上げた[15]。Essential Strategy for Early Normalization after Surgery with

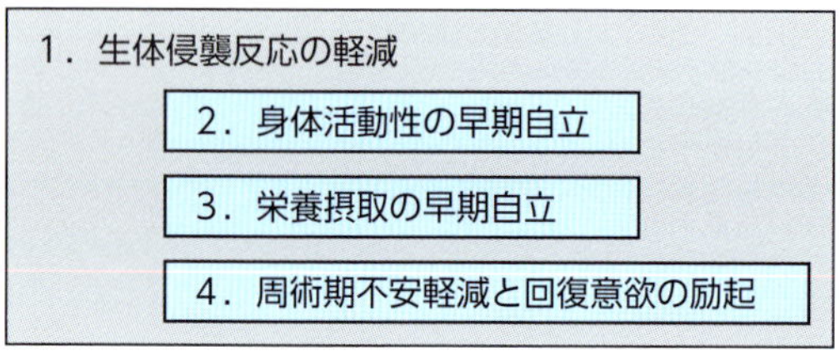

```
1. 生体侵襲反応の軽減
    2. 身体活動性の早期自立
    3. 栄養摂取の早期自立
    4. 周術期不安軽減と回復意欲の励起
```

図3 ESSENSE プロジェクトの基本理念

4つの基盤となる患者状態目標を示す．生体侵襲反応の軽減を図ることが回復促進の根幹となる．
〔日本外科代謝栄養学会．http://www.jsmmn.jp/essense/（2015年11月閲覧）より引用〕

patients Excellent satisfactionの略称であり、アウトカムとして在院日数短縮を第一義的に考えるのではなく、患者満足度（satisfaction）の向上を掲げたことが特徴である。患者満足を伴う術後回復促進策のエッセンスは何かを検討し、これらに関する科学的根拠に基づいた情報を提供することを目指す。ESSENSEプロジェクトで提案する4つの基本理念を図3に示す。生体侵襲反応の軽減を基本として、身体活動性と栄養摂取の早期自立、周術期不安軽減と回復意欲の励起が術後回復を促進するエッセンス（目標状態）となる。ERAS®が医療者側の介入事項を規定したのに対し、ESSENSEでは到達すべき患者状態への方向性を規定する。介入事項として絶食期間の短縮、早期離床・術後鎮痛の徹底、回復意欲の促進を示し、各施設での目標に対するアプローチの改善努力が期待され、現在多施設共同研究が進行している。

【文　献】

1) Jia Y, Jin G, Guo S, et al. Fast-track surgery decreases the incidence of postoperative delirium and other complications in elderly patients with colorectal carcinoma. Langenbecks Arch Surg 2014；399：77-84.
2) Cotton P. Fast-track improves CABG outcomes. JAMA 1993；270：20-3.
3) Fearon KC, Ljungqvist O, Von Meyenfeldt M, et al. Enhanced recovery after surgery：A consensus review of clinical care for patients undergoing colon resection. Clin Nutr 2005；24：466-77.
4) Basse L, Jakobsen DH, Bardram L, et al. Functional recovery after open versus laparoscopic colonic resection：a randomized, blinded study. Ann Surg 2005；241：416-23.
5) Yinenvaara SI, Elisson O, Berg K, et al. Preoperative urine-specific gravity and the incidence of complications after hip fracture surgery. Eur J Anaesthesiol 2014；31：85-90.
6) Moghadamyeghaneh Z, Phelan MJ, Carmichael JC, et al. Preoperative dehydration increases risk of postoperative acute renal failure in colon and rectal surgery. J Gastrointest Surg 2014；18：2178-85.
7) Taniguchi H, Sasaki T, Fujita H, et al. Preoperative fluid and electrolyte management with oral rehydration therapy. J Anesth 2009；23：222-9.
8) Gustafsson UO, Scott MJ, Schwenk W, et al. Guidelines for perioperative care in elective colonic sugery：Enhanced recovery after surgery（ERAS）society recommendations. Clin Nutri 2012；31：783-800.
9) Cerantola Y, Valerio M, Persson B, et al. Guidelines for perioperative care after radical cystectomy for bladder cancer：Enhanced recovery after surgery（ERAS）society recommendations. Clin Nutr 2013；32：879-87.
10) Mortensen K, Nilsson M, Slim K, et al. Consensus guidelines for enhanced recovery after gastrectomy：Enhanced Recovery After Surgery（ERAS®）Society recommendations. Br J Surg 2014；101：1209-29.
11) van Vugt JL, Reisinger KW, Derikx JP, et al. Improving the outcomes in oncological colorectal surgery. World J Gastroenterol 2014；20：12445-57.
12) Tegels JJ, De Maat MF, Hulsewe KW, et al. Improving the outcomes in gastric cancer surgery. World J Gastroenterol 2014；20：13692-704.
13) Smith J, Meng ZW, Lockyer R, et al. Evolution of the Southampton Enhanced Recovery Programme for radical cystectomy and the aggregation of marginal gains. BJU Int 2014；114：375-83.
14) Turunen P, Carpelan-Holmstrom M, Kairaluoma P, et al. Epidural analgesia diminished pain but did not otherwise improve enhanced recovery after laparoscopic sigmoidectomy：a prospective randomized study. Surg Endosc 2009；23：31-7.
15) 宮田　剛．ESSENSEとはなにか─外科手術後の開

腹を促進するための4つのキーワード―. 外科と代謝 2013；47：147-54.

（中井　希紫子）

9 集中治療管理と悪性腫瘍根治術術後

はじめに

手術侵襲に対する治癒機転として炎症反応が惹起されるが、炎症の暴走や過度の免疫抑制は腫瘍免疫という観点からも好ましくない。そのための方法として、ステロイド、栄養管理法、そして、Enhanced recovery after surgery（ERAS®）について概説した。

A 悪性腫瘍手術後の炎症反応と腫瘍免疫

1 炎症反応

生体に対して手術侵襲という外的刺激が加わるとその局所反応に加え、全身性生理反応、急性相反応（acute phase reaction）が発生する。これは、神経系、内分泌系、免疫系の賦活による反応である。手術により生体局所に発生した有害な刺激は免疫反応として炎症を惹起する。その結果、血管の拡張と透過性亢進、炎症性メディエータによる炎症細胞の組織への遊走・浸潤、炎症反応の中和、そして組織の再生・治癒過程を成立させる。

しかし、過度の組織侵襲は過剰なサイトカイン産生を起こし、局所的な炎症から全身性炎症反応症候群（systemic inflammatory response syndrome：SIRS）へつながる。そして免疫細胞の異常な活性化、凝固・線溶系の異常による播種性血管内凝固（disseminated intravascular coagulation：DIC）、血管内皮障害による透過性亢進による心臓前負荷の減少による血圧低下、そして、臓器障害をも生じせしめる。

また、侵襲初期の過度の炎症性サイトカイン（TNF-α、IL-1β、IL-6）によるSIRSは、そのネガティブフィードバック機構として、抗炎症性サイトカイン産生を促し炎症の収束に寄与し、過度の抑制状態はcompensatory anti-inflammatory response syndrome（CARS）と呼ばれ、過大侵襲後の免疫抑制状態を指し示すと考えられていた[1]。

しかしながら、実際の病態は、炎症の惹起と抗炎症反応の応答はほぼ同時に発生する。その両者のバランスによって炎症状態がSIRSかCARSか、mixed antagonistic response syndrome（MARS）なのかが決定されていると考えられる[2]（図1）。われわれが目指す悪性腫瘍術後管理は、炎症反応が暴走した状態でもなく免疫が過度に抑制された状態でもない。SIRS・MARS両極端の反応に陥らない管理すなわち、術後の回復を円滑になさしめる管理である。

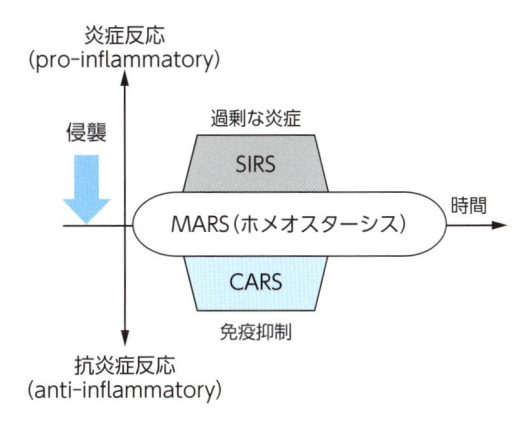

図1 SIRSとMARSの関係

2 腫瘍免疫

悪性腫瘍に対する炎症反応の関与も複雑かつ

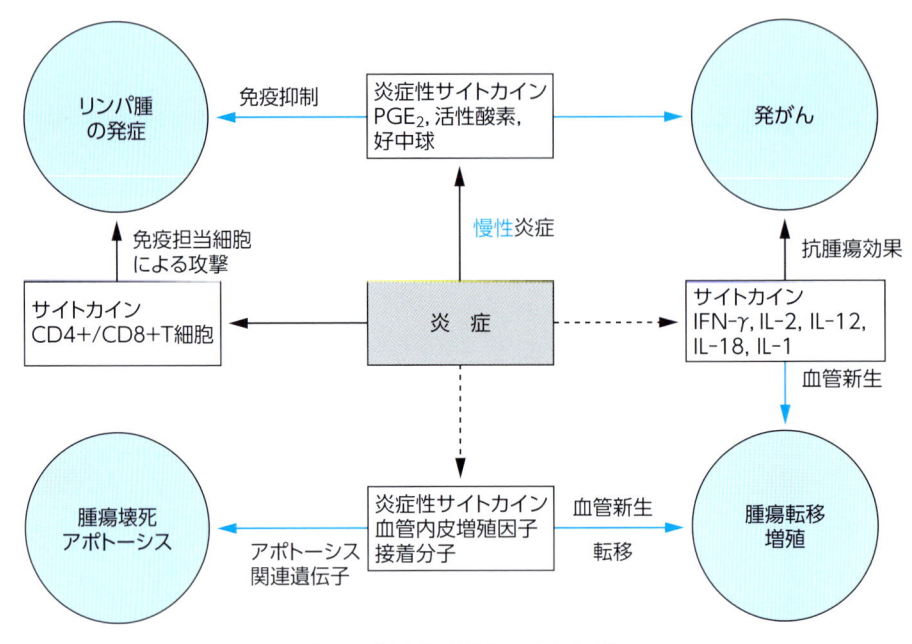

図2 炎症と腫瘍とのかかわり

慢性の炎症による炎症性サイトカインやPGE$_2$，好中球は発がんに関係する（上段右矢印）．
急性の炎症性サイトカインの中には，細胞障害性T細胞などを活性化し，腫瘍細胞を攻撃する（中段左矢印）．
また，慢性炎症からのサイトカインやPGE$_2$は，免疫抑制効果もあり，リンパ腫の発生への関与が示唆される（上段左矢印）．
また，慢性炎症による，接着分子や血管内皮増殖因子の産生が腫瘍転移や増殖へ関与している（下段右矢印）．
さらに，これらの因子は直接的な腫瘍アポトーシスを引き起こす作用がある（下段左矢印）．
(Dinarello CA. The paradox of pro-inflammatory cytokines in cancer. Cancer Metastasis Rev 2006；25：307-13より抜粋，一部改変)

---

paradoxicalである（図2）。そもそもわれわれの体細胞のがん化、発がんに関して慢性炎症が大きく関与していることが示唆されている。例えば、ある種の食物、タバコ、工業発がん物質、紫外線に対する慢性的な曝露が慢性的な炎症性サイトカインやケモカインの上昇をもたらしたり、胃がんにおけるヘリコバクターピロリ感染がその例である。遷延する炎症が発がんの原因となり、炎症性サイトカインが共謀者となる[3]。

例えば、慢性炎症により慢性的に発現したIL-1はシクロオキシゲナーゼ（COX）-2を介してプロスタグランジン（PG）E$_2$を産生する。PGE$_2$は炎症性脂質として考えられ、活性酸素（reactive oxygen spicies：ROS）を誘導し、①体細胞DNAを障害するというメカニズムや、②IL-2やIFN-γの強力な抑制因子（inhibitor）として作用し腫瘍免疫を抑制し発がんさせるという機序が考えられている。COX-2抑制物質（inhibitor）はヘリコバクターピロリ感染のある患者の胃がん増殖に対する治療薬として考えられている[4]。

また、炎症性サイトカインであるIL-1βは血管新生を促し、PGE$_2$は血管内皮増殖因子（vascular endothelial cell growth factor：VEGF）の産生に関与する。VEGFは腫瘍の増殖、転移において重要な因子である。IL-18は血管接着因子（vascular cell adhesion molecule）の発現を誘導し、腫瘍の浸潤と局所増殖を促す。さらにがん遺伝子の発現が炎症性サイトカインを活性化することから、がんの増殖や転移に炎症性サイトカインが関与していることも示唆されている[5]。

また、免疫抑制に関して、先天性あるいは、HIV感染によるCD4陽性T細胞欠損や機能低下でリンパ腫の発症率が増加することが知られている。

腫瘍免疫に対して効果的な炎症反応とは、腫瘍細胞の死に関連するサイトカインや腫瘍細胞死に関与する免疫反応を増強するサイトカインである。例えば、炎症の急性反応初期にnuclear factor-kappa B（NF-κB）活性などにより上昇したIL-2はTリンパ球の分化・増殖に関与し、液性免疫や細胞性免疫を高める。また、IL-18はIFN-γの誘導因子でもあり、IFN-γは抗腫瘍作用を示すことが知られている。

慢性的な刺激となる慢性炎症によるサイトカインの過剰産生が発がんやがんの増殖、転移に関係していることが示唆されている。臨床の現場では、悪性腫瘍手術によって腫瘍自体の根治的切除、あるいは、腫瘍の減量に成功した後には、炎症の遷延を避け（合併症を起こさず）できるだけ速やかに生体の回復をさせることが肝要である。

B 術後の過度の炎症コントロール

1 ステロイド

過剰な手術侵襲による過度の炎症反応の抑制に対してまず頭に浮かぶものは、ステロイドの使用であろう。ステロイド剤による免疫抑制は、①リンパ球の再分布と、②T細胞に対する影響の2つに大きく分けられる。T細胞を介して体液性免疫を抑制する。

ステロイド剤によるT細胞の影響はIL-2産生抑制のためTヘルパー細胞が多く、Tサプレッサー細胞の抑制は軽度と考えられている。

悪性腫瘍手術後のステロイド使用は、感染症の合併が危惧されるが、本邦の食道がん手術のガイドラインでも、その使用が推奨されている[6]。その目的は過度の炎症の抑制である。

弘前大学医学部附属病院の食道がん根治術に対するステロイド投与の影響を示す。当院では、ステロイドによる免疫抑制による感染の増悪などを危惧し75歳以上の高齢者のみにしか使用していなかった。しかし、外科医の考え方の変更により2013年1月よりメチルプレドニゾロン250 mgを術前に投与するプロトコールにと変更となった。その前後1年間のデータを後ろ向きに比較検討（ステロイド群32例、非ステロイド群39例）した（図3）。その結果、ICUの在室日数には有意差はなかったが、術後在院日数の有意な短縮、C反応性タンパク（CRP）と体温の上昇を有意に抑制（SIRSの抑制）、術後ICU内で使用ノルアドレナリン投与量を有意に減少、術後2日間の晶質液、膠質液投与量の有意な減少が判明した。ただ、術後2日間の最高血糖値は、ステロイド群のほうが高かった（ただし、インスリンの使用量には有意差なし）。同一術者で手術術式などに差はなく、単施設、後ろ向き、小症例数での検討であるが、予想以上の差を認め過度の炎症をコントロールすることの有用性を示唆していると考えられた。

他の報告では、術前のステロイド投与は術後疼痛の軽減、炎症性サイトカインの上昇抑制など生体に起こる侵襲反応を軽減し、身体的回復を促進することが報告されている[7,8]。本邦においては、侵襲の大きい悪性腫瘍手術におけるステロイド使用は保険適応外であるが、有効性が示唆されている。

2 栄養管理

1）術後早期の栄養開始による手術侵襲の軽減

侵襲によるストレスホルモンの分泌やサイトカイン放出により生体はグリコーゲン分解、タンパク異化による糖新生、脂肪組織分解による

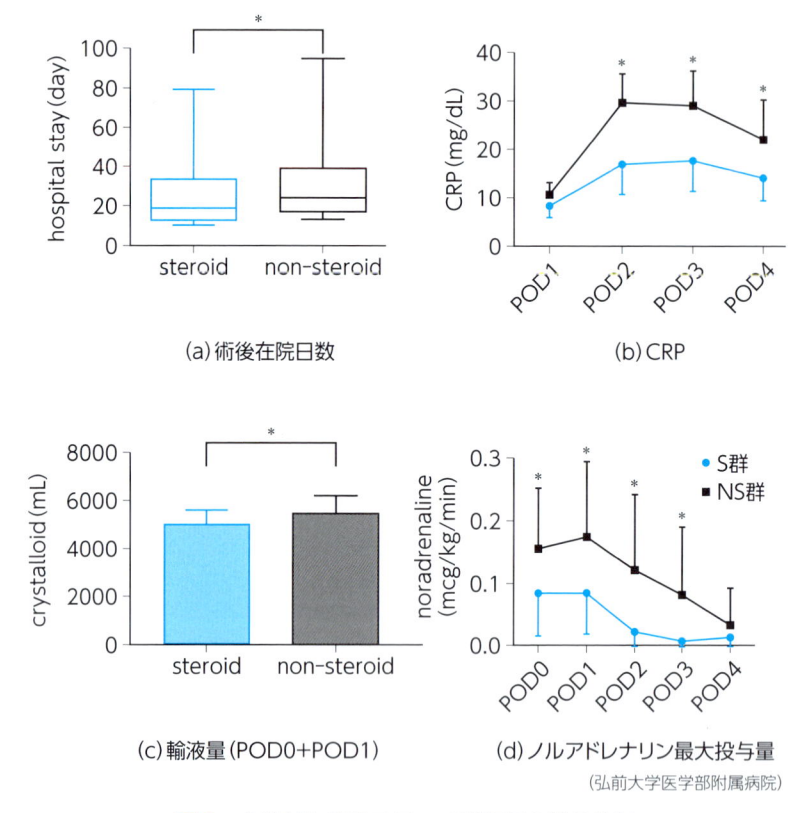

図3 食道がん術後ステロイド使用の差の検討
S群:ステロイド群 vs. NS群:非ステロイド群,＊:P<0.01

脂肪酸の遊離など異化が亢進する。この異化亢進状態は栄養療法でコントロールすることができるのだろうか、あるいは、このような状態の栄養管理はいかにするべきであろうか。

侵襲早期には投与タンパクよりも異化するタンパクが上回り、窒素バランスがマイナスとなる。アミノ酸投与を術後早期に開始すると窒素バランスはアミノ酸を投与しない場合よりも改善する。しかし、経静脈栄養によりアミノ酸を積極的に投与した群と生理食塩液のみを投与した群との比較を行った研究では、骨格筋タンパク質合成低下には変化がなかったと報告されている[9,10]。十分なエネルギー投与下の外因性アミノ酸投与によってもタンパクの異化の防止は難しい。

2) 投与エネルギー量の調節

寺島[11]は、侵襲下の生体エネルギー供給は経腸栄養や経静脈栄養のような外因性の栄養のほかに、異化によって生体内で生理的に産生される内因性の栄養供給を考慮する必要性を主張している(図4)。この内因性の栄養供給はさらに、絶対的なエネルギー不足に対応するために捻出されるエネルギー供給(飢餓によるエネルギー供給)と、純粋に侵襲の度合いによって反応性に引き起こされるエネルギー供給(狭義の内因性エネルギー供給)に区別される。飢餓によるエネルギー供給は外因性のエネルギー供給によって速やかに駆逐されるが、問題は狭義の内因性のエネルギー供給を加味せずに外因性のエネルギー供給を行うことのoverfeedingであ

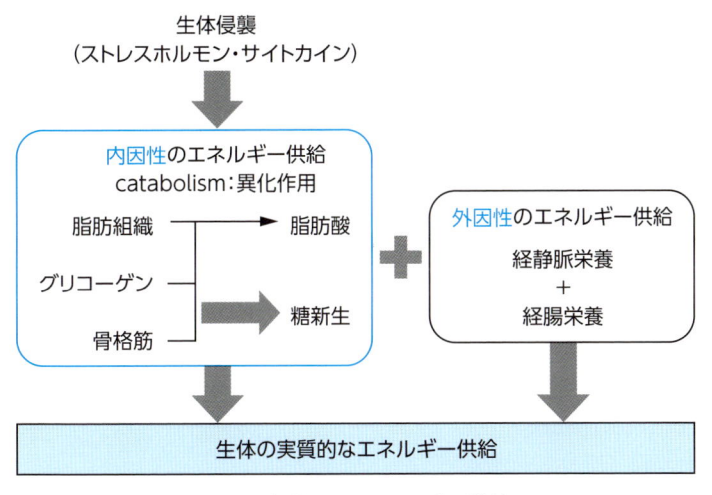

図4 侵襲下のエネルギー供給

(寺島秀夫. 侵襲急性期におけるエネルギー投与のパラダイムシフト 内因性エネルギー供給を考慮した理論的エネルギー投与法の提言. 日集中医誌 2013；20：359-67 より抜粋，一部改変)

る。

　Overfeeding は、①高血糖によるグルコース毒性（glucose toxicity）、②エネルギー基質の過剰供給による栄養ストレス（nutritional stress）を引き起こし、ミトコンドリアレベルでの過剰な酸化ストレスや炎症の増幅につながる。さらに、autophagy（自食作用）の抑制がある。Autophagy は、平常時は劣化細胞の廃棄物処理を行っているが、飢餓状態ではエネルギー供給に関与し、感染時にはその防御機構にも関与している[12]。過度の underfeeding や overfeeding に陥らせず、autophagy 作用をも生かす栄養管理が理想である。しかしながら、内因性のエネルギー供給量は現時点では測定できず、外因性のエネルギー投与は目算にならざるをえない[11]。

　また、栄養の投与経路は、ヨーロッパ、カナダ、アメリカ、日本においてもその栄養管理ガイドラインで、栄養療法を必要とする患者には、静脈栄養（parenteral nutrition：PN）よりも経腸栄養（enteral nutrition：EN）の施行が推奨されてる[13〜15]。経腸栄養は感染症の合併率を有意に減少させることが報告されているが、予後の改善についてははっきりとした差は出ていない。しかし、経腸栄養による栄養管理を行った場合、侵襲早期にはそれ単独では胃内での停滞、下痢など（自己調節能）によりなかなか目標まで投与量を上昇させられないことも少なくない。実はこれが過度の autophagy を抑制しない栄養療法につながっている可能性も示唆されている。

　Casaer ら[16]は経腸栄養の補助として経静脈栄養を4,640名のICU入室患者において、48時間以内に開始した early 群と8日以降に開始した late 群を比較し、late 群のほうが感染率が低く（22.8% vs. 26.2%、P＝0.008）、胆汁うっ滞も少なく、人工呼吸期間も短く、透析期間の短縮など認められ、早期にICUや病院から生存退院できたと報告している。侵襲早期の外因性の栄養投与は必ずしも必要投与量のすべてではないことを物語っているのかもしれない。

3 免疫栄養療法

　そのほか、特定のアミノ酸や魚油などが強化された栄養剤を使用した、いわゆる免疫栄養療

法(immunonutrition；immune enhancing nutrition、immune modulating nutrition)、薬理学的栄養管理(pharmacological nutrition)などと呼ばれる栄養管理が存在する。

1) アルギニン

アルギニン（arginine）は免疫機能を改善するとされており、特に術前投与の有効性などが報告されている。しかし、アルギニンは免疫賦活作用をもつ一方で、血管作動性メディエータの一つである一酸化窒素（NO）の前駆物質でもある。アルギニン投与によっても重症患者の死亡率や感染症合併率、入院期間などに差がなく[17]、アルギニンを強化した免疫調整栄養剤を重症度の高い集中治療患者に対して使用することは推奨されていない[15]。むしろ、腫瘍によってはアルギニン代謝酵素に問題があり、その生存にアルギニンの外的投与が必要な腫瘍がある。そこで、アルギニンを枯渇させることによる治療法もある[18]。

2) グルタミン

グルタミン（glutamine）は、本来は非必須アミノ酸だが、代謝性ストレスなど異化機能の亢進により、体内での生合成量では不足する場合もあり、準必須アミノ酸として扱われる場合もある。グルタミンは抗酸化反応、免疫機能、heat shock protein 産生などに関与している。消化管の腸上皮細胞の栄養であり、腸管の統合性（integrity）の維持にも関与する。グルタミンを強化した経腸栄養剤の投与は、熱傷や外傷患者では死亡率の改善、感染性合併症発生率の低下、在院日数短縮などが報告されている[19,20]が、混合型 ICU 患者を対象とした Hall らの報告[21]では、グルタミン強化栄養の感染症発生に対する有効性は示されなかった。そこで、グルタミンを強化した経腸栄養の投与は熱傷や外傷患者で考慮されている[15]。しかし、Tao ら[22]は、グルタミンの投与に関するレビューで、グルタミンは感染や人工呼吸日数を減少させる中等度のエビデンスがあるが、死亡率や ICU 在室日数には効果があるとはいえず、publication bias の存在を示唆している。また、敗血症など炎症状態にある患者への多量のグルタミン投与は、リンパ球の増殖、サイトカイン産生など炎症反応を増強させ、負の作用を示すことも示唆されている[23]。

3) オメガ 3 脂肪酸

魚油などに含まれるオメガ 3 脂肪酸（ω-3 脂肪酸）は不飽和脂肪酸の分類の一つで、一般にω-3 位に炭素-炭素二重結合をもつ。エイコサペンタエン酸（eicosapentaenoic acid：EPA）、ドコサヘキサエン酸（docosahexaenoic acid：DHA）、αリノール酸などがある。ω-3 系脂肪酸とω-6 系脂肪酸はシクロオキシゲナーゼと 5-リポキシゲナーゼの酵素によって代謝されるが、最終的代謝産物がそれぞれ異なる。ω-6 系脂肪酸から PGE_2、トロンボキサン A_2（TXA_2）、ロイコトリエン B_4（LTB_4）などの炎症性メディエータが過剰に産生されると、好中球の活性化を起こし SIRS の要因となりうるが、ω-3 系脂肪酸からは PGE_3、TXA_3、LTB_5 などが産生され、これらはω-6 系脂肪酸の代謝と競合的に働き、その抗炎症作用が注目されている。ARDS/ALIにおいては、人工呼吸管理日数の減少、酸素化の改善、新たな臓器不全の発症の減少[24]、そして、28 日の死亡率の減少が報告されている[25]。

日本呼吸療法医学会の栄養ガイドラインでは、ARDS と ALI 患者に関してはω-3 系脂肪酸（EPA）、γリノレン酸、抗酸化物質を強化した栄養剤使用を考慮すべきと Grade A レベルで推奨している[15]。

しかし、米国 ARDS network は、大規模なRCT 研究において、ω-3 脂肪酸グループが中間解析で死亡率が高いことが判明し、1,000 名の予定のところを 272 名の時点で中断になった

ことが報告されている[26]。また、Chen ら[27]は、ω-3 脂肪酸含有の栄養管理のシステマティックレビューとメタアナリシスを施行し、経腸栄養と経静脈栄養全部のデータでは死亡率の有意な低下は認められなかったが（RR 0.82［95% CI：0.62、1.09］、$P=0.18$）、経腸栄養のみでは有意な死亡率の減少が認められた（RR 0.69［95% CI：0.53、0.91］、$P=0.007$）。しかし、サンプルサイズが小さく、さらに大きな RCT 研究が必要と結論づけられている。Sepsis/Severe sepsis の患者に関しても、ω-3 系脂肪酸（EPA）、γリノレン酸、抗酸化物質を強化した栄養剤の使用は Grade B で推奨され、初期の sepsis 患者への使用の有用性が報告されている[28]。

また、ω-3 脂肪酸含有の栄養療法は、放射線療法と化学療法を受けた頭頸部、食道がん患者の治療後の栄養状態を改善することが示唆されている[29]。

C Enhanced recovery after surgery(ERAS®)

周術期全体の管理法を見直すことにより、患者の術後回復を強化させることを目的に、エビデンスに基づいて、ERAS® Society が発表しているプロトコールである[30]。このプロトコールにより、死亡率に差はなかったが術後合併症の低減、入院期間の短縮などが報告されている[31]。ERAS® と腫瘍と炎症や免疫との関係は明らかではないが、術後の早期回復こそが慢性炎症状態に陥らせない現実的な方法といえるかもしれない。ERAS® のプロトコールの要素は以下の 4 つに集約される。術後の ERAS® プロトコールを表 1 に示した。

❶ 生体侵襲の軽減
鎮痛、手術創・手術時間の短縮、出血量の減少など術式に関するもの。

❷ 生理的栄養摂取の促進
腸管の不使用期間を極力短縮化し腸管粘膜萎縮予防や免疫能維持を図る。これは感染性合併症予防にもつながる。またこのため術前禁飲食期間を短縮し、術後早期からの経口摂取、さらに腸管蠕動促進薬、嘔気嘔吐予防策の徹底が謳われている。術中補液制限は腸管浮腫による機能障害対策である。

❸ 早期離床
呼吸器合併症減少効果や種々の合併症予防効果が期待できる。また、骨格筋の廃用性萎縮を最小限にする。また鎮痛対策もその成功の key となる。さらに、短時間作用型麻酔薬の使用、術後抑制を来すような薬物の（麻酔）前投薬（premedication）廃止、ドレーン類の不使用あるいは早期抜去などの工夫も必要である。

❹ 周術期不安軽減と回復意欲の励起
術前より手術に関する情報を提供する。

表 1　ERAS® の術後プロトコール

- 胸部硬膜外鎮痛
- 経鼻胃チューブの抜去
- 嘔気嘔吐の予防
- ナトリウムと水分の過剰投与の回避
- カテーテルの早期抜去
- 早期経口摂取
- 非麻薬性経口鎮痛薬/NSAIDs の投与
- 早期離床
- 腸管蠕動の促進
- プロトコールの順守とアウトカムの追跡

〔ERAS® Society. http://www.erassciety.org/（2015 年 11 月閲覧）より抜粋〕

【文　献】

1) Bone RC. Sir Isaac Newton, sepsis, SIRS, and CARS. Crit Care Med 1996；24：1125-8.
2) Iskander KN, Osuchowski MF, Stearns-Kurosawa DJ, et al. Sepsis：multiple abnormalities, heterogeneous responses, and evolving understanding. Physiol Rev 2013；93：1247-88.
3) Dinarello CA. The paradox of pro-inflammatory cytokines in cancer. Cancer Metastasis Rev 2006；25：307-13.
4) Konturek PC, Kania J, Konturek JW, et al. H. pylori infection, atrophic gastritis, cytokines, gastrin,

COX-2, PPAR gamma and impaired apoptosis in gastric carcinogenesis. Med Sci Monit 2003；9：SR53-66.
5) Borrello MG, Alberti L, Fischer A, et al. Induction of a proinflammatory program in normal human thyrocytes by the RET/PTC1 oncogene. Proc Natl Acad Sci USA 2005；102：14825-30.
6) 日本食道学会．食道癌 診断・治療ガイドライン（第3版）．東京：金原出版；2012.
7) Waldron NH, Jones CA, Gan TJ, et al. Impact of perioperative dexamethasone on postoperative analgesia and side-effects：systematic review and meta-analysis. Br J Anaesth 2013；110：191-200.
8) Zargar-Shoshtari K, Sammour T, Kahokehr A, et al. Randomized clinical trial of the effect of glucocorticoids on peritoneal inflammation and postoperative recovery after colectomy. Br J Surg 2009；96：1253-61.
9) Tjader I, Essen P, Thorne A, et al. Muscle protein synthesis rate decreases 24 hours after abdominal surgery irrespective of total parenteral nutrition. JPEN J Parenter Enteral Nutr 1996；20：135-8.
10) Essen P, McNurlan MA, Sonnenfeld T, et al. Muscle protein synthesis after operation：effects of intravenous nutrition. Eur J Surg 1993；159：195-200.
11) 寺島秀夫．侵襲急性期におけるエネルギー投与のパラダイムシフト 内因性エネルギー供給を考慮した理論的エネルギー投与法の提言．日集中医誌 2013；20：359-67.
12) Rabinowitz JD, White E. Autophagy and metabolism. Science 2010；330：1344-8.
13) Heyland DK, Dhaliwal R, Drover JW, et al. Canadian clinical practice guidelines for nutrition support in mechanically ventilated, critically ill adult patients. JPEN J Parenter Enteral Nutr 2003；27：355-73.
14) Martindale RG, McClave SA, Vanek VW, et al. Guidelines for the provision and assessment of nutrition support therapy in the adult critically ill patient：Society of Critical Care Medicine and American Society for Parenteral and Enteral Nutrition：executive summary. Crit Care Med 2009；37：1757-61.
15) 氏家良人，海塚安郎，佐藤格夫ほか．急性呼吸不全による人工呼吸患者の栄養管理ガイドライン（2011年版）．人工呼吸 2012；29：75-120.
16) Casaer MP, Mesotten D, Hermans G, et al. Early versus late parenteral nutrition in critically ill adults. N Engl J Med 2011；365：506-17.
17) EN composition：diets supplemented with arginine and select other nutrients. Canadian Clinical Practice Guidelines update. 2015. http://www.criticalcarenutrition.com（2015年11月閲覧）
18) Qiu F, Huang J, Sui M. Targeting arginine metabolism pathway to treat arginine-dependent cancers. Cancer Lett 2015；364：1-7.
19) Garrel D, Patenaude J, Nedelec B, et al. Decreased mortality and infectious morbidity in adult burn patients given enteral glutamine supplements：a prospective, controlled, randomized clinical trial. Crit Care Med 2003；31：2444-9.
20) Houdijk AP, Rijnsburger ER, Jansen J, et al. Randomised trial of glutamine-enriched enteral nutrition on infectious morbidity in patients with multiple trauma. Lancet 1998；352：772-6.
21) Hall JC, Dobb G, Hall J, et al. A prospective randomized trial of enteral glutamine in critical illness. Intensive Care Med 2003；29：1710-6.
22) Tao KM, Li XQ, Yang LQ, et al. Glutamine supplementation for critically ill adults. Cochrane Database Syst Rev 2014；9：CD010050.
23) Oudemans-van Straaten HM, van Zanten AR. Glutamine supplementation in the critically ill：friend or foe? Crit Care 2014；18：143.
24) Gadek JE, DeMichele SJ, Karlstad MD, et al. Effect of enteral feeding with eicosapentaenoic acid, gamma-linolenic acid, and antioxidants in patients with acute respiratory distress syndrome. Enteral Nutrition in ARDS study group. Crit Care Med 1999；27：1409-20.
25) Pontes-Arruda A, Aragao AM, Albuquerque JD. Effects of enteral feeding with eicosapentaenoic acid, gamma-linolenic acid, and antioxidants in mechanically ventilated patients with severe sepsis and septic shock. Crit Care Med 2006；34：2325-33.
26) Rice TW, Wheeler AP, Thompson BT, et al. Enteral omega-3 fatty acid, gamma-linolenic acid, and antioxidant supplementation in acute lung injury. JAMA 2011；306：1574-81.
27) Chen W, Jiang H, Zhou ZY, et al. Is omega-3 fatty acids enriched nutrition support safe for critical ill

patients? A systematic review and meta-analysis. Nutrients 2014 ; 6 : 2148-64.
28) Pontes-Arruda A, Martins LF, de Lima SM, et al. Enteral nutrition with eicosapentaenoic acid, gamma-linolenic acid and antioxidants in the early treatment of sepsis : results from a multicenter, prospective, randomized, double-blinded, controlled study : the INTERSEPT study. Crit Care 2011 ; 15 : R144.
29) Fietkau R, Lewitzki V, Kuhnt T, et al. A disease-specific enteral nutrition formula improves nutritional status and functional performance in patients with head and neck and esophageal cancer undergoing chemoradiotherapy : results of a randomized, controlled, multicenter trial. Cancer 2013 ; 119 : 3343-53.
30) ERAS Protocol. http://www.erassociety.org/（2015年11月閲覧）
31) Varadhan KK, Neal KR, Dejong CH, et al. The enhanced recovery after surgery (ERAS) pathway for patients undergoing major elective open colorectal surgery : a meta-analysis of randomized controlled trials. Clin Nutr 2010 ; 29 : 434-40.

〔橋場　英二〕

索 引

和 文

【あ】
アスベスト……………………52
アナフィラキシー……………80
アナフィラトキシン……………8
アルギニン……………………134
アレルギー反応………………80

【い】
胃がん…………………………61
異所性 ACTH 産生腫瘍……105
陰茎悪性腫瘍…………………64
インターロイキン………………8

【う】
ウイルス感染…………………78
ウインドウ期…………………78
ウインドウピリオド…………78

【え】
栄養管理………………………132
栄養障害………………………102
エピネフリン…………………80
エリスロポエチン製剤………82
エルシニア・エンテロコリチカ菌………………………………79

【お】
横行結腸がん…………………62
オピオイド……………………20
オピオイド曝露量……………56
オメガ3脂肪酸………………134

【か】
外陰部悪性腫瘍………………64
回収式自己血輸血………86, 91
化学療法………………………99
下行結腸がん…………………62
学会認定・自己血輸血看護師
………………………………81, 85
褐色細胞腫……………………63

肝がん…………………………62
がん原遺伝子チロシンプロテインキナーゼ…………………2
間質性肺炎……………………53
感染性副反応…………………77
灌流圧…………………………48

【き】
気管再建術……………………53
希釈式自己血輸血……83, 89, 91
希釈性凝固障害………………75
気道炎症………………………33
気道管理ガイドライン………50
揮発性吸入麻酔薬……………27
揮発性麻酔薬…………………16
気腹……………………………66
求心路遮断……………………111
急性相反応……………………129
急性溶血性副反応……………79
吸入麻酔薬……………………55
胸部硬膜外ブロック…………57
胸部傍脊椎神経ブロック
……………………………56, 57, 116
局所麻酔薬……………………19
虚血再灌流傷害…………28, 29
虚血性視神経症………………66

【く】
区域麻酔………………………21
区域麻酔法……………………53
グルコーストランスポーター
…………………………………1
グルタミン……………………134
クロニジン……………………4

【け】
形質転換成長因子-β…………5
経静脈栄養……………………132
経腸栄養………………………132
ケタミン……………18, 31, 55, 117

血管新生………………………15
血管内皮〔細胞〕増殖因子
…………………………1, 5, 47
血管内皮増殖因子 C…………40
血管迷走神経反射……………84
血小板減少……………………101
血小板輸血不応状態…………81
血栓塞栓症……………………104
ケモカイン………………………8
献血人口………………………76

【こ】
抗 HLA 抗体…………………80
抗炎症作用……………………51
抗炎症性サイトカイン………51
抗顆粒球抗体…………………80
抗血管新生因子…………………6
喉頭浮腫………………………66
高度頭低位……………………66
高頻度ジェット換気法………53
後腹膜悪性腫瘍………………62
硬膜外鎮痛………39, 40, 41, 59
硬膜外鎮痛併用………………39
硬膜外ブロック………………115
硬膜外麻酔……………………21
肛門悪性腫瘍…………………62
抗利尿ホルモン不適合分泌症候群………………………………105
骨髄抑制………………………99
個別核酸増幅検査……………78

【さ】
再発……………………………15
細胞接着関連チロシンキナーゼ
…………………………………2
再膨張性肺水腫………………64

【し】
子宮頸がん……………………64
子宮体がん……………………64

子宮肉腫 …………………… 64	【た】	肺毒性…………………… 103
シクロオキシゲナーゼ2 …… 34	ダ・ビンチ ………………… 90	肺浮腫…………………… 33
自己血輸血責任医師………… 81	多形核白血球……………… 35	播種性血管内凝固 ………… 104
視床下部-下垂体-副腎系 …… 1	多様式鎮痛法 …………… 116	発熱性好中球減少症……… 100
自食作用 ………………… 133	【ち】	発熱性サイトカイン……… 80
持続胸部硬膜外ブロック … 115	膣がん……………………… 64	ハプトグロビン欠損症 …… 80
周術期増殖 ………………… 47	遅発性溶血副作用 ………… 79	【ひ】
手術部位感染………………… 38	中心静脈血酸素飽和度 …… 73	非ステロイド性消炎鎮痛薬
腫瘍随伴症候群 …………… 105	虫垂がん…………………… 62	………………………… 111
腫瘍性免疫 ………………… 16	調節性Tリンパ球………… 87	脾臓悪性腫瘍……………… 62
腫瘍塞栓 ………………… 104	直腸悪性腫瘍……………… 62	ヒト免疫不全ウイルス …… 78
主要組織適合抗原 ……………6	貯血式自己血輸血 …… 81, 91	皮膚筋炎………………… 106
腫瘍熱 …………………… 107	貯血式自己血輸血管理体制加算	病原体関連分子パターン ……9
腫瘍崩壊症候群 …………… 107	………………………… 87	表皮成長因子……………… 5, 19
腫瘍麻酔 ………………… 111	【つ】	貧血 ……………………… 102
消化管間質腫瘍 …………… 61	痛覚過敏 ……………… 35, 41	【ふ】
上行結腸がん……………… 62	【て】	フィブリノゲン …………… 75
食道がん ………………… 59	低酸素応答性転写因子 … 1, 47	フェンタニル…… 38, 39, 114
腎盂・尿管悪性腫瘍……… 63	低酸素応答性転写因子-1α	腹横筋膜面ブロック… 66, 116
人工心肺回路……………… 76	………………………… 16	腹直筋鞘ブロック …… 66, 116
腎細胞がん ……………… 63	低体温……………………… 48	腹膜悪性腫瘍……………… 62
新鮮凍結血漿 ………… 72, 75	デクスメデトミジン…… 4, 60	腹膜偽粘液腫……………… 62
心毒性……………………… 103	転移 ……………………… 15	ブドウ球菌………………… 79
腎毒性……………………… 103	転写因子STAT……………… 2	ブプレノルフィン ………… 113
【す】	【と】	プロプラノロール ………… 3
膵頭十二指腸切除術………… 61	頭頸部悪性腫瘍手術………… 50	プロポフォール …… 17, 31, 55
ステロイド ………… 129, 131	頭部外傷患者……………… 48	【へ】
【せ】	特定生物由来製品 ………… 71	ヘルパーTリンパ球………87
精巣腫瘍 …………………… 64	トラマドール ……………… 113	ベンゾジアゼピン …… 19, 34
生物由来製品……………… 71	【な】	ペンタゾシン …………… 113
赤血球液 ……………… 72, 73	ナフトピジル ……………… 4	【ほ】
セボフルラン……………… 56	【に】	膀胱悪性腫瘍……………… 63
仙骨硬膜外ブロック……… 66	二次免疫応答……………… 79	ホスホグリセリン酸キナーゼ1
全静脈麻酔 ………………… 31	乳がん……………………… 55	………………………… 1
全身性炎症反応症候群	【の】	保存前白血球除去 ………… 80
……………… 27, 34, 129	濃厚血小板 …………… 72, 75	保存前白血球除去処置 ……… 87
先制鎮痛 …………………… 41	脳酸素消費量……………… 48	【ま】
前立腺悪性腫瘍 …………… 63	脳腫瘍……………………… 47	末梢神経ブロック
【そ】	【は】	……………… 40, 41, 115
僧帽弁逆流症………………… 67	肺がん……………………… 52	【み】
損傷関連分子パターン ………9	肺血栓塞栓症……………… 66	ミダゾラム ……………… 34
	肺線維症…………………… 52	

【め】

免疫栄養療法 133
免疫回避 15
免疫修飾 87
免疫性副反応 77
免疫抑制 27, 39
免疫抑制作用 37

【も】

盲腸がん 62
モルヒネ 20, 37, 38, 113

【ゆ】

輸血医療 71
輸血関連急性肺障害 80
輸血関連免疫修飾現象 87
輸血後移植片対宿主病 80
輸血後感染症検査 78
輸血副作用 78
輸血副反応 78

【ら】

卵巣悪性腫瘍 64

【り】

リドカイン 20
リドカインの全身投与 118

【れ】

レミフェンタニル 38, 39

【ろ】

肋間神経ブロック 57
ロピバカイン 20
ロボット支援腹腔鏡下前立腺全摘除術 90
ロボット手術 66

【A】

ABO 不適合輸血 79
acute phase reaction 129
AHTR 79
autophagy 133

【B】

βアドレナリン受容体キナーゼ 2
B 型肝炎ウイルス 78

【C】

CARS 129
compensatory anti-inflammatory response syndrome 129
COPD 52
COX-2 34
COX-2 阻害薬 112
C 型肝炎ウイルス 78

【D】

DAMP 9
DHTR 79
DIC 104

【E】

ECMO 53
EGF 5, 19
Enhanced recovery after surgery 123, 129
epidermal growth factor 5, 19
ERAS® 123, 129, 135

【F】

FAK 2
FFP 72, 75
FHIT 52

【H】

HAT 91
HBV 78
HCV 78
HIF 1
HIF-1α 4, 16, 17
high mobility group box 1 9
HIV 78
HMGB1 9
HPA 1
hypoxia inducible factor 1
hypoxia inducible factor-1α 16
hypoxic pulmonary vasoconstriction 59

【I】

IgA 欠損症 80
initial distribution volume of glucose 61
International Sepsis Definitions Conference 7
intravenous patient-controlled analgesia 66
iv-PCA 113

【K】

killer-cell inhibitory receptors 6
KIR 6

【L】

Lambert-Eaton 筋無力症候群 106
LEMS 106

【M】

major histocompatibility antigens 6
MARS 129
MASTER trial 21
MHC 6
mixed antagonistic response syndrome 129
multimodal analgesia 116

【N】

natural killer (NK) 細胞 37, 38, 87
natural killer (NK) 細胞の活性低下 55
NF-κB 20
NK 細胞活性 18, 19
NMDA 受容体 18, 31, 32
nuclear factor-kappa B 20

【O】

overfeeding 132

【P】

P-セクレチン 9
PAMP 9
patient blood management 88
PBM 88
PC 72, 75
PCPS 53
PECS ブロック 57

PGE$_2$ 産生 ……… 17, 20	SSI ……………… 38	……………… 5
PMN ……………… 35, 36	systemic inflammatory response syndrome …… 129	Treg ……………… 87
PT-GVHD ……………… 80		TRIM ……………… 87
【R】	【T】	【U】
RALP ……………… 90	TAPB ……………… 116	underfeeding ……… 133
RARP ……………… 90	TGF-β ……………… 6	【V】
RBC ……………… 72, 73	Th1 ……………… 87	vascular endothelial growth factor ……………… 1, 5
RSB ……………… 116	TIVA ……………… 31, 34	
【S】	TLR-4 ……………… 32	VEGF ……………… 1, 4, 5
Sc$_{VO_2}$ ……………… 73	Toll 様受容体 4 ……… 32	VEGF-C ……………… 40
SIADH ……………… 105	TPVB ……………… 56, 116	VVR ……………… 84
SIRS ……… 27, 34, 50, 129	TRALI ……………… 80	
Src ……………… 2	transforming growth factor-β	

麻酔科医のための
悪性腫瘍手術と周術期管理　　　　　　　　　＜検印省略＞

2016年4月5日　第1版第1刷発行

定価（本体4,800円＋税）

　　　　　　　　　　編集者　廣　田　和　美
　　　　　　　　　　発行者　今　井　　　良
　　　　　　　　　　発行所　克誠堂出版株式会社
　　　　　　　　　　〒113-0033　東京都文京区本郷 3-23-5-202
　　　　　　　　　　電話（03）3811-0995　振替 00180-0-196804
　　　　　　　　　　URL　http://www.kokuseido.co.jp

ISBN 978-4-7719-0460-6 C 3047　￥4800E　　　印刷　三報社印刷株式会社
Printed in Japan ©Kazuyoshi Hirota, 2016

・本書の複製権・翻訳権・上映権・譲渡権・公衆送信権（送信可能化権を含む）は克誠堂出版株式会社が保有します。
・本書を無断で複製する行為（複写，スキャン，デジタルデータ化など）は，「私的使用のための複製」など著作権法上の限られた例外を除き禁じられています。大学，病院，診療所，企業などにおいて，業務上使用する目的（診療，研究活動を含む）で上記の行為を行うことは，その使用範囲が内部的であっても，私的使用には該当せず，違法です。また私的使用に該当する場合であっても，代行業者等の第三者に依頼して上記の行為を行うことは違法となります。
・ JCOPY ＜（社）出版者著作権管理機構　委託出版物＞
本書の無断複写は著作権法上での例外を除き禁じられています。複写される場合は，そのつど事前に（社）出版者著作権管理機構（電話 03-3513-6969, Fax 03-3513-6979, e-mail：info@jcopy.or.jp）の許諾を得てください。